二十四节气

养生读本

杨思进 主编

科学出版社

北京

内容简介

本书结合立春、雨水、惊蛰、春分、清明、谷雨、立夏、小满、芒种、夏至、小暑、大暑、立秋、处暑、白露、秋分、寒露、霜降、立冬、小雪、大雪、冬至、小寒、大寒二十四节气，紧密联系生活实际，从饮食、睡眠、活动、穴位按摩等方面介绍了日常养生小知识。书中介绍的养生方法简单易行，养生食疗方也便于取材。

本书图文并茂，语言通俗易懂，适合普通大众阅读。

图书在版编目（CIP）数据

二十四节气养生读本/杨思进主编 . —北京：科学出版社，2019.1
　ISBN 978-7-03-059861-5

　Ⅰ.①二… Ⅱ.①杨… Ⅲ.①二十四节气－关系－养生（中医） Ⅳ.① R212

中国版本图书馆 CIP 数据核字（2018）第 276055 号

责任编辑：闵　捷／责任校对：谭宏宇
责任印制：黄晓鸣／封面设计：殷　靓

科学出版社 出版
北京东黄城根北街 16 号
邮政编码：100717
http://www.sciencep.com
上海锦佳印刷有限公司印刷
科学出版社发行　各地新华书店经销

＊

2019 年 1 月第　一　版　开本：B5（720×1000）
2019 年 1 月第一次印刷　印张：6 3/4
字数：85 000
定价：38.00 元
（如有印装质量问题，我社负责调换）

《二十四节气养生读本》
编委名单

主 编

杨思进

副主编

徐厚平　汪建英

编 委

（按姓氏笔画排序）

王俊峰	王　锋	文艺苓	邓淑霞	代旭锋	白志红
白　雪	刘　莉	刘晓燕	李贵平	李银银	杨思进
汪国友	汪建英	汪　静	张小玉	张婧琳	陈孟利
林　勇	罗永兵	罗　钢	罗　婧	胥　艳	敖素华
都　霞	徐厚平	梁龙杰	董　丽	谢林林	谢明雄
谢艳玲					

序

　　中医药学是中华民族优秀传统文化的瑰宝，千百年来为华夏子孙的健康和繁衍做出了巨大贡献。中医药文化源远流长，中医药养生保健历经千年，已形成和积淀了丰富的理论和经验。

　　随着人们的健康需求日益增长，养生也成了大家追逐的潮流。养生是根据人的生命过程规律主动进行物质与精神的养护活动，是一种有益于健康的生活方式。日常生活中，人们常常将健身等同于养生，同时坊间流传的各种养生小常识，名家学者各说不一，让人们"摸不着头脑"。

　　《二十四节气养生读本》从日常生活出发，结合一年四季二十四节气，从饮食、睡眠、活动、穴位按摩等方面介绍了养生知识，由多名长期从事中医临床工作的专家指导行文，主要内容包括：

　　一节气养生。该书介绍了二十四节气的由来和特点，并介绍了节气的养生小知识和食疗方，方法简便可行。

　　二穴位养生。该书介绍的穴位由针灸专家推荐，图文结合，穴位养生方法通俗易懂。

　　《二十四节气养生读本》贴近生活，重点结合二十四节气介绍了养生小知识和行之有效的自我保健方法，突出"自我养生调病"，通过阅读该书，读者可进行自我调养，以增强体质、预防疾病。

田金洲

教授，北京中医药大学东直门医院

2018 年 9 月

前言

《黄帝内经》最早提出了"治未病"的理念，《素问·四季调神大论》有"圣人不治已病治未病，不治已乱治未乱"，即预防重于治病，所以人体健康的有效保证是在未病之前注重日常调护和养生之道。

本书编写团队认为，养生之道主要有二，一是养生理念，二是养生方法。本书编写团队提倡在"天人相应"（即人体应该与自然界的变化相适应）、"三因制宜"（即"因人因时因地"，治疗疾病要根据不同的情况制定适宜的治疗方法）、"动静结合"等原则下注重日常生活养生，达到修身养性、强身健体的目的。

本书主要结合立春、雨水、惊蛰、春分、清明、谷雨、立夏、小满、芒种、夏至、小暑、大暑、立秋、处暑、白露、秋分、寒露、霜降、立冬、小雪、大雪、冬至、小寒、大寒二十四节气，从饮食、睡眠、活动、穴位按摩等方面介绍了日常养生小知识。本书内容通俗易懂，介绍的养生方法简便实用，愿读者通过阅读本书能增长一些养生保健知识，获取养生之道，延年益寿。

本书在编写过程中，得到了本书编写团队所在单位同仁的大力支持和帮助，特此表示感谢！限于水平与时间，不足之处望广大读者批评指正。

杨思进

2018 年 9 月

目 录

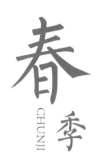

春季

CHUNJI

春三月，起于立春，止于立夏前，春季分为立春、雨水、惊蛰、春分、清明、谷雨六个节气。

春季是冬季与夏季的过渡季节，冷暖空气势力相当，气温变化幅度大，空气干燥，多大风，北方多沙尘天气，南方多阴雨天气。

春季人体皮肤毛孔舒张，对于外界的抵抗能力有所减弱。这时出门要注意防风，适当地"捂一捂"，年老体弱者尤应慎重。

春季居处要注意室内卫生和开窗通风，同时，应避免冷风入室。

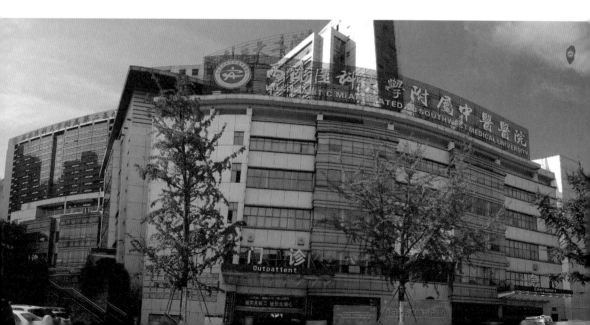

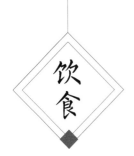

春季

• 宜：性味 [1] 微辛微温的食物，如葱、姜、蒜、韭菜和芥末等，以及富含蛋白质的食物，如鸡蛋、牛奶、鱼类和豆类等。

• 不宜：牛肉、羊肉、鸽子肉以及白酒、人参等大温大热的食物。春季饮食应掌握以下五大原则。

【多主少副】

多吃主食，少吃副食。春季风多雨少气候干燥，气温变化反复无常，人体免疫力和防御功能下降，易诱发一些春季常见的疾病。此时可以多吃些主食，其主要成分是碳水化合物，能够直接转化成热量，提供身体基本所需。同时，春季应注重调养肠胃，米饭相比较大鱼大肉，要容易消化，能更好地保护消化功能。

【多菜少果】

多吃蔬菜，少吃水果。春季以养肝为主，多吃富含维生素、纤维素和矿物质的蔬菜，如番茄、荠菜、黄瓜、萝卜等，有疏通血管和肠道的特殊功能。水果应适量，酸甜的水果中含有较多果酸，属生冷食物应少吃，如柑橘、柚子、山楂等。

【多奶少肉】

多喝牛奶或羊奶，少吃肉类。牛奶是全营养食物，春季多喝奶能满足人体需求，是各类人群春季养生的首选佳品。

【多水少油】

多补充水分，少吃油腻食物。冬春季节更替，常多风、干燥，加剧身体水分的流失，最简单的排毒方法就是多喝水，日饮水量2000毫升

1）性：指寒、热、温、凉四种；性味：指辛、甘、酸、苦、咸五种味。

左右，有助于清洗肠道。

【多彩少单】

多吃五颜六色的食物，少吃颜色和口味单调的食物。五脏[1] 各有所爱，如心爱红、苦；肝爱绿、酸；肾爱黑、咸；肺爱白、辣；脾爱黄、甜。人们的饮食中，应当多照顾到各脏器的爱好。

【晚睡早起】

春季昼长夜短，天黑得晚、亮得早，应顺应自然规律，提倡晚睡早起。晚睡即把平时睡觉的时间稍微推后一点，每晚 23 时至次日 6 时是春季睡眠的最好时间。

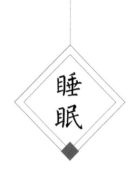

【缓解春困，可午休半小时】

春季容易"春困"，要缓解春困，午睡不可少，春季午睡时间应保持 15 ～ 30 分钟，时间过久则易越睡越困。

【难以入睡，可揉搓涌泉穴】

涌泉穴位于足底部，蜷足时足前部凹陷处。难以入睡时，将一只脚的脚心放在另一只脚的大拇趾尖，来回做摩擦涌泉穴的动作，直到脚心发热，再换另一只脚。交替进行 10 ～ 15 分钟，有助于入睡。

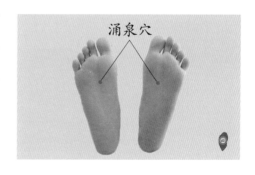

涌泉穴

1）五脏：①西医的"脏"是以人体局部解剖位置定位划分，五脏是指心脏、肝脏、肺脏、肾脏、脾脏，是单纯的五个脏器的统称；②中医的"脏"是以人体系统功能作用划分的，五脏是指心、肝、脾、肺、肾五脏系统的总和。

春季气温仍较低，活动时要注意防风御寒，肢体不要过于裸露，以免造成关节方面的损伤。推荐以下几项养生活动。

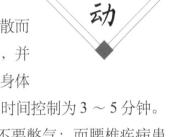

【早晨起床时多伸懒腰】

经过一夜睡眠后，人体松软懈怠，总觉懒散而无力。若四肢舒展，伸腰展腹，全身肌肉用力，并配以深吸深呼，可解乏、醒神。伸懒腰时要使身体尽量舒展，四肢要伸直，全身肌肉都要用力，时间控制为 3～5 分钟。高血压、心脏病患者伸懒腰时，动作要慢且不要憋气；而腰椎疾病患者不适合伸懒腰。

【放风筝】

放风筝是集休闲、娱乐和锻炼为一体的养生活动。风筝放飞时，人不停地跑动、牵线、控制，通过手、眼的配合和四肢的活动，可达到活动筋骨、强身健体的目的，时间控制为 30～60 分钟。中老年人放风筝时要注意保护颈部，不要后仰时间太长，可仰视和平视相交替，而有眩晕者不适合放风筝。

【打太极拳】

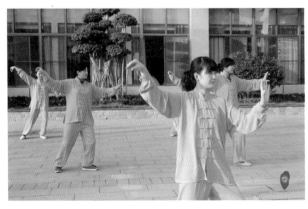

·太极拳·

太极拳柔和、缓慢、刚柔并济，打太极拳不仅能改善肌肉及关节酸痛，还能通过呼吸与运动间的相互配合，达到强身健体的作用。打太极拳宜选择清晨的湖边、江边等空气清新的地方，时间控制为每次 20 ~ 30 分钟，但膝关节半月板损伤者，伤损未愈的情况下不建议打太极拳。

【垂钓】

春季温度渐升，水下的鱼群也变得活跃起来，适宜垂钓。垂钓能去除杂念、平心静气、舒缓神经，对于高血压、神经衰弱、消化不良者均有益处。垂钓应选择水面较小、水深在 1.5 米以下的坑塘或水面虽大但向阳的浅滩，如有水草或芦苇则更佳，时间控制为 2 ~ 3 小时。腰椎疾病、颈椎病等患者不适宜长时间垂钓。

春季养生除了通过饮食、睡眠、活动的日常调养外，还可以通过穴位按摩达到养生之效。春季养生重在养肝，可通过以下穴位进行调护。

穴位养生

【大敦穴】

【位置】位于大脚趾外侧的趾甲缝旁边。

【功效】清肝明目；使头脑清晰，神清气爽。

【方法】大敦穴可按摩，也可艾灸。可将艾绒[1] 捏成麦粒状，放置于大敦穴上，点燃，待皮肤有温热感时将艾绒取下，再放置下一粒，每次 5 ~ 7 粒，每周 1 ~ 2 次。

【太冲穴】

【位置】位于大脚趾缝往脚背上约 2 厘米处。

【功效】能很好地调动肝经的元气，使肝脏功能正常，对调节血

1）艾绒：是由艾叶经过反复晒杆、捶打、粉碎，筛除杂质、粉尘，而得到的软细如棉的物品。

压也有较好功效。

【方法】每天晚上热水泡完脚后，用左手的大拇指点按右脚背上的太冲穴约 100 次，左侧亦然。

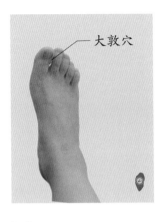
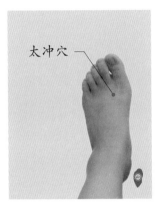

【肝俞穴】

【位置】位于背部脊椎旁边，第九胸椎棘突下，旁开 1.5 寸 [1]（取穴时，采用正坐的姿势，从低头时最高隆起处那块骨头算起，往下数第九个凸起，该凸起下方左右各两横指宽处，即为肝俞穴）。

【功效】对于各种肝胆性疾病具有一定调理作用。

【方法】坐位或俯卧位，双手拇指按压肝俞穴，按压时，一面缓缓吐气一面按压，直至局部有酸胀感为宜，每次按压约 10 分钟。

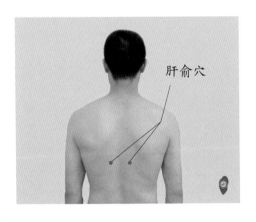

1）寸：指针灸取穴比量法，本人大拇指末节横纹宽度即为 1 寸。

春季

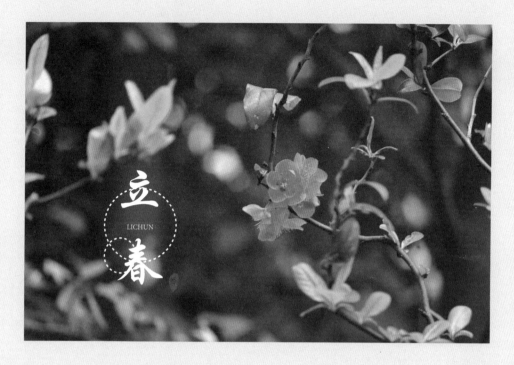

立春为每年公历 2 月 5 日前后，太阳黄经[1]为 315 度。立春是二十四节气的第一个节气，我国习惯把它作为春季开始的节气。

1）黄经：黄道坐标系的经向坐标，过天球上一点的黄经圈与过二分点黄经圈所交的球面角（天体：宇宙中各种实体的统称；天球：天文学中引进的以选定点为中心，以任意长为半径的假象球面，用以标记和度量天体的位置和运动；黄道：过天球中心与地球公转的平均轨道面平行的平面与天球相交的大圆）。

【立春养肝为主】

（1）充分休息养肝

立春是细菌、病毒繁殖旺季，肝脏具有解毒、排毒的功能，负担最重，此时应充分休息，每天保证睡眠时间6小时以上，午休30分钟左右。

（2）拒绝大怒护肝

肝喜欢心情舒畅，生气、发怒易诱发各种肝病，"怒伤肝"就是这个道理。所以立春要尽量做到心平气和、乐观开朗，避免肝火太旺或肝气郁结，久而久之致肝病。

（3）慢跑运动卫肝

立春进行适当的户外慢跑运动，既能使气血舒畅，又能怡情养肝，每次建议控制在1小时以内。但肝病患者须注意不能过于劳累，每次最好控制在30分钟内。

【立春食疗方：胡萝卜炖牛肉】

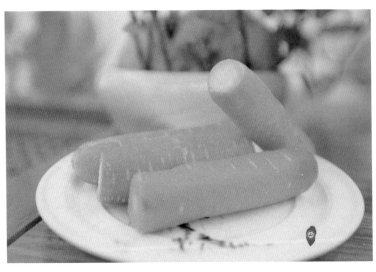

· 胡萝卜 ·

• 材料：牛肉 250 克，胡萝卜 120 克，盐、胡椒粉、鸡精、酱油、葱、姜、蒜适量。

• 做法：牛肉焯水待用；凉水放入胡椒粉、酱油、葱、姜、蒜，开锅后放入牛肉，1 小时后倒入胡萝卜，炖约 30 分钟，出锅时放适量盐和鸡精。

• 功效：消除疲劳，增强体能。

• 适宜人群：一般人群均可食用。尤其适合体虚、筋骨酸软、贫血、久病、面黄头晕者。

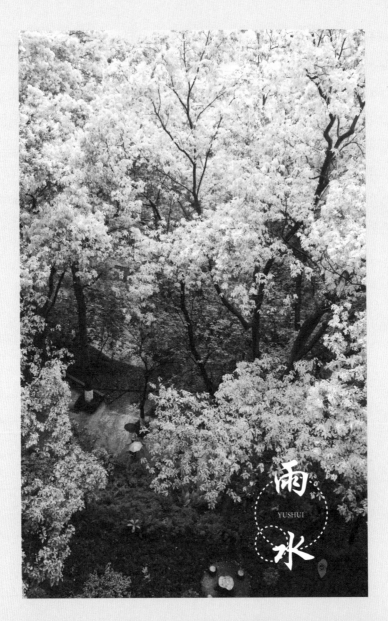

雨
水

YUSHUI

雨水为每年公历 2 月 19 日前后，太阳黄经为 330 度。这时，春风遍吹、冰雪融化、空气湿润、雨水增多。人们常说："立春天渐暖，雨水送肥忙。"此时，人们开始备耕生产。

【雨水春捂更防病】

（1）不忙减衣

雨水到来，气温回升，但此时气温忽高忽低，天气忽冷忽热，容易患上感冒、支气管炎等疾病，也会使原有的疾病加重，故此时不宜过早地脱掉棉衣。

（2）上薄下厚

春季随着气温回升，机体活动度逐渐增强，一旦有冷空气入侵，易出现腰膝酸软、疼痛麻木等。雨水处于初春时节，下身的裤子、袜子、鞋子，一定要穿得厚点、暖和点，上身则可选择轻薄材质的衣服，如针织类外套。

（3）做好防护

雨水是春季常见病多发的节气，过敏性疾病尤为高发。特别是患有慢性支气管炎、哮喘、皮肤病者，出门要戴口罩，少去公共场合。

【雨水食疗方：粉葛豆豉粥】

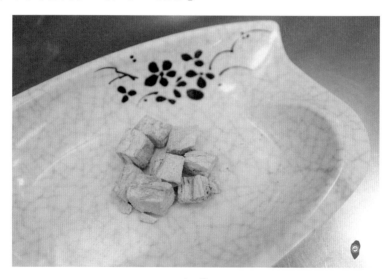

·粉葛·

• 材料：粉葛 10 克，淡豆豉 10 克，葱白 3 茎，麦冬 10 克，粳米 50 克。

• 做法：将粉葛、淡豆豉、麦冬放入砂锅中，加水 500 毫升，置火上煮沸 5～10 分钟，滤去渣，于药汁中放入粳米，同煮为稀粥；将葱白洗净后切成段，于药粥将成时放入，搅拌即成；温服。

• 功效：健脾和胃，养阴生津[1]。

• 适宜人群：肠胃功能不好所致的腹胀、解稀便、食欲不振、浑身无力容易疲倦，以及口干、眼干者。

春季

1）健脾和胃：指促进消化吸收；养阴生津：指预防口干便秘。

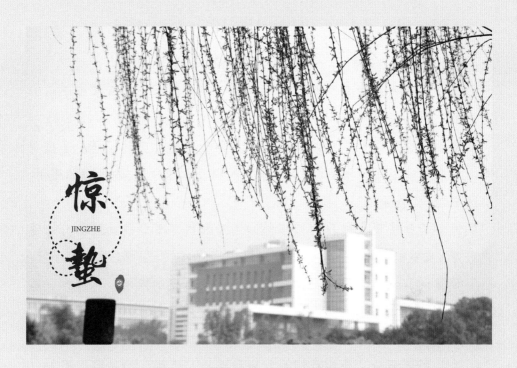

惊蛰

JINGZHE

　　惊蛰为每年公历 3 月 6 日前后，太阳黄经为 345 度。惊蛰时，天气转暖，春雷开始震响，蛰伏在泥土中的各种冬眠动物将苏醒过来开始活动。进入惊蛰后，人们便开始忙碌春耕了。

【惊蛰防六类疾病】

（1）感冒和流感

惊蛰天气忽冷忽热，感冒和流感就成了常客，严重者甚至会引发气管炎、肺炎等疾病。

预防：老年人、儿童以及体弱多病者尽量少去公共场所。易感冒者可每日早晚用淡盐水漱口；用姜末加红糖开水冲泡后，晚间睡前服用。

（2）皮肤病

惊蛰天气转暖，皮肤的新陈代谢逐渐加快，皮脂和汗液的分泌逐渐旺盛。皮肤抵抗力降低，易过敏人群易出现发红、瘙痒、脱皮等症状。

预防：易过敏人群应减少与花粉、化妆品等的接触，可以吃一些预防过敏的食物，如红枣、山药、蜂蜜、胡萝卜等。

（3）肠胃疾病

惊蛰雨水渐多，易导致细菌和病毒滋长，胃肠疾病易乘虚而入。

预防：要注意饮食和个人卫生，不要吃生冷食物，食物尽量加热后食用。

（4）过敏性疾病

惊蛰开始，天气回暖，花粉、粉尘逐渐增多，极易诱发花粉症、支气管哮喘、过敏性鼻炎等过敏性疾病。

预防：避免与过敏源接触，减少户外活动，随身携带抗过敏药物，有哮喘病史者发病须立即就医。

（5）心脑血管疾病

惊蛰冷热不定，人体血管收缩情况也极不稳定，易导致血压不稳，从而引发高血压、脑血栓、中风等心脑血管疾病。

预防：老年人是心脑血管疾病高发群体，应提前做好预防，根据气温变化增减衣物，另外注意监测血压，保持心情舒畅。

【惊蛰食疗方：带鱼春笋汤】

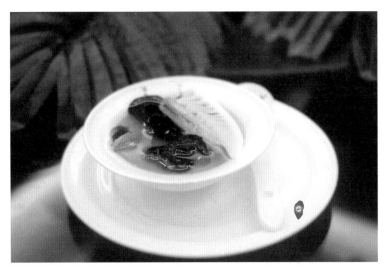

· 带鱼春笋汤 ·

• 材料：带鱼 500 克，春笋 100 克，咸肉 130 克，黑木耳 16 克，黄酒 10 克，红椒 1/2 只，大葱 1 根，生姜 4 片，蒜 1/2 个，盐适量。

• 做法：带鱼洗净，切成 6 厘米的长条状；咸肉清洗，切薄片，黑木耳用温水泡发后清洗干净，大葱斜切 3 厘米的小段；春笋去壳清洗后斜切成片。

铁锅预热后放油，下带鱼块文火煎至两面微黄铲起；另起油锅，放葱、蒜、姜片微煸成金黄色，倒入咸肉煸炒后加黄酒；加入煎好的带鱼，以及春笋、黑木耳和红椒；倒入热水，武火烧开后转文火煮 20 分钟左右，汤色呈奶白后下盐调味即可。

• 功效：益气健脾。

• 适宜人群：一般人群均可食用。尤其适合久病体虚、营养不良所致的头晕者。

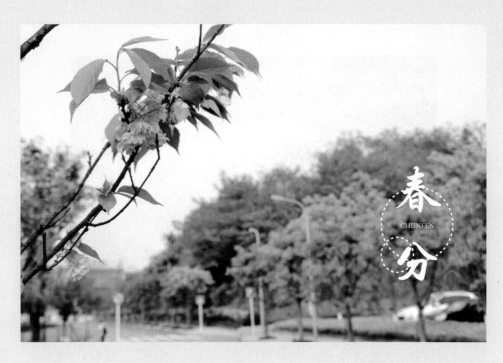

　　春分为每年公历 3 月 21 日前后，太阳黄经为 0 度。春分以后，太阳直射位置更向北移，北半球开始昼长夜短。所以，春分是北半球春季的开始，我国大部分地区越冬作物进入生长阶段。

【春分养生误区】

误区一：滋补过甚

春分时，人体胃肠的消化功能较差，也是呼吸道疾病和慢性疾病的高发期，滋补过甚，易生口腔溃疡、口干舌燥、手心脚心发热等病症。

预防：春分进补要有原则、要适量，不能盲目进补。注意五味[1]调和，可以适当多吃富含糖、脂肪、蛋白质和维生素的食物补充能量，在饮食上适当增加苦味，如苦瓜、莴笋、芹菜、香椿等。

误区二：睡得太晚

春分过后昼长夜短，很多人23时后入睡，甚至熬夜，极易损伤肝脏，也易引发失眠。

预防：保证每天6～8小时的睡眠，同时还可按摩太阳穴、晒晒太阳、听听舒缓的音乐，有助于睡眠。

误区三：活动不当

所谓"三月不减肥，四月徒伤悲"，春分一到，越来越多的人开始加大活动量，但活动过度易导致关节损伤。

预防：建议活动时间控制在1小时内为佳，且活动地点应选择清晨空气清新之处。

误区四：穿得太少

春分"倒春寒"时常出现，衣着单薄的人不但容易感冒，也会增加心脑血管疾病发生的概率。

预防：上衣轻薄，裤子、鞋袜注意保暖，春分仍然需要适当"捂一捂"。

【春分食疗方：山药核桃羹】

• 材料：核桃仁15克，山药20克，冰糖少许。

• 做法：将核桃仁炒香，同山药共研成细粉；冰糖放入开水中溶

1）五味：指酸、苦、甘、辛、咸的统称。

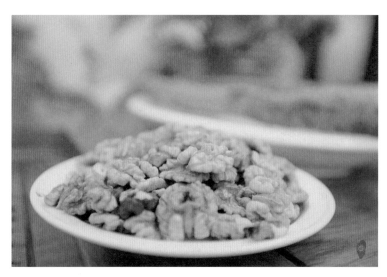

·核桃仁·

化成汁；将适量水加入砂锅内，煮沸，将核桃仁与山药粉、冰糖汁加入，不断搅拌，待成糊状即可。

• 功效：健脾除湿，固肾止遗[1]。

• 适宜人群：精神疲倦、全身困倦乏力、食欲不振、解稀便，以及妇女白带夹红、淋漓不尽者等。

1）止遗：指防止早泄。

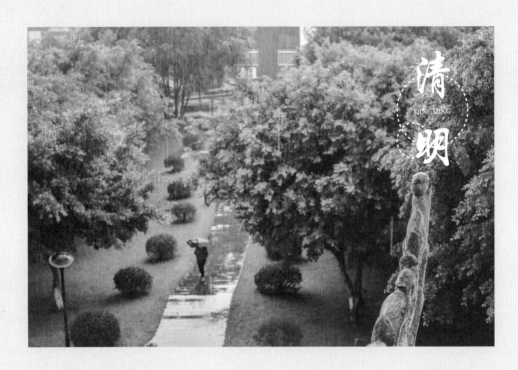

清明

QINGMING

清

明

　　清明为每年公历4月5日前后，太阳黄经为15度。此时气候清爽温暖，草木开始发新的枝芽，万物开始生长，农民忙于春耕。在清明节这一天，有家门口插杨柳枝条、郊外踏青及祭扫坟墓等习俗。

【清明时节重舒心】

（1）调控情绪

清明既是一个中医养生的重要节气，又是踏青扫墓、追悼先人、悲痛伤感的祭祀节日。有心脑血管疾病、血压偏高者，应注意不要劳累或伤心，扫墓时最好有亲人陪伴。

（2）"动"不宜大

清明有踏青、放风筝、荡秋千等放松身心的习俗，踏青登山一定要量力而行，不要逞强好胜而一鼓作气地爬上去，以免发生意外。

（3）忌食"生发"

清明多雨阴湿、乍暖还寒，饮食宜温，如韭菜、红薯、白菜、萝卜、芋头等时令蔬菜，不宜食用带鱼、黄鱼、鲳鱼、蚌肉、虾、螃蟹等海产类和竹笋、芥菜、南瓜、菠菜等蔬菜类发物，容易诱发旧疾，或加重现有疾病。

【清明食疗方：香酥山药】

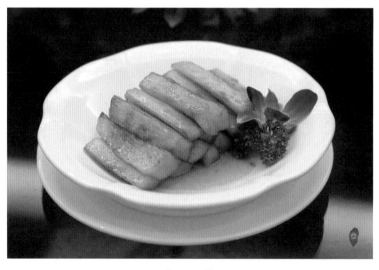

· 香酥山药 ·

• 材料：淮山药 500 克，白砂糖 125 克，淀粉 100 克，植物油、米醋、味精等适量。

• 做法：淮山药洗净，用武火蒸熟，去皮，切成 3 厘米长段，再一剖两半，拍扁待用。在锅中放植物油，待烧至七成热时，放淮山药，炸至黄色时取出。锅内留少许油，加炸好的山药、白糖、两勺水，用文火烧 5 ～ 6 分钟后，转用武火，加米醋、味精后，用淀粉勾芡，淋上熟油，装盘即成。

• 功效：健脾胃，补肺肾。

• 适宜人群：一般人群均可食用。尤其适合食欲不佳、容易疲倦、腹胀、腹泻等病症的机体虚弱者。

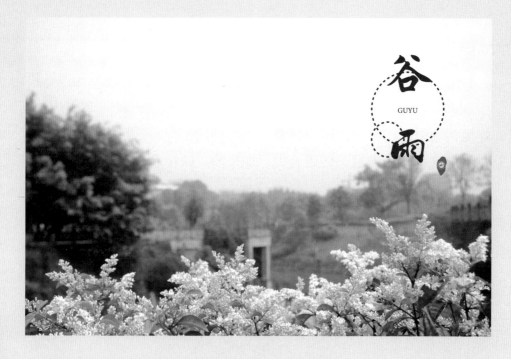

谷
雨
GUYU

　　谷雨为每年公历 4 月 20 日前后，太阳黄经为 30 度。谷雨就是雨水生五谷的意思。由于雨水滋润大地，五谷得以生长，谷雨就是"雨生百谷"，是春作物播种、出苗的季节。

【谷雨警惕风湿病复发】

（1）家居防潮

谷雨预示着雨季的到来，这时空气水分量大，要注意防潮。尤其是有风湿病患者，要注意不要久居潮湿之地，不要穿潮湿的衣服。

（2）注意保暖

谷雨意味着离夏天不远了，但早晚温差还是较大。所以，早晚外出时应注意保暖，避免吹风，多带一件稍厚的衣服，并注意关节部位的保暖，避免淋雨。

（3）吃祛湿食物

在返潮天应多吃祛湿食物，如蘑菇、豆腐或老鸭等配成的汤，有祛湿排汗的作用。

【谷雨食疗方：冬瓜海带荷叶排骨汤】

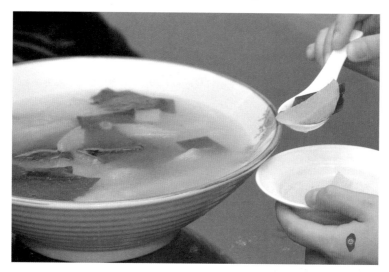

· 冬瓜海带荷叶排骨汤 ·

• 材料：带皮冬瓜 500 ～ 600 克，干荷叶 5 克，海带 50 克，排骨 150 克，生姜 3 片切丝，盐适量。

• 做法：排骨洗净氽烫，冬瓜带皮切块，干荷叶洗净放入棉织布袋中，其他材料洗干净备用；水煮沸后放入所有材料，武火煮 10 分钟，再转文火熬 2.5 小时，加入少许盐调味即可。

• 功效：清热除湿，消肿利尿。

• 适宜人群：胃口欠佳，肢体易疲倦，头晕头胀，关节、肌肉酸痛，小便量少者。

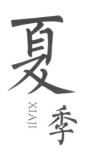

夏季

XIAJI

夏三月，起于立夏，止于立秋前，夏季分为立夏、小满、芒种、夏至、小暑、大暑六个节气。

夏季为四季之盛，日长夜短，内陆地区干燥酷热，沿海地区潮湿闷热，七月下旬和八月上旬常常是大雨和暴雨的集中期。

夏季气候炎热应注意防晒。外出时衣着材质以轻、薄、柔软为佳，宜穿浅色服装，透气性、吸热性越好，越能有效地帮助人体散热。夏季居处开窗通风最好选择晚上 8 时到次日 8 时。

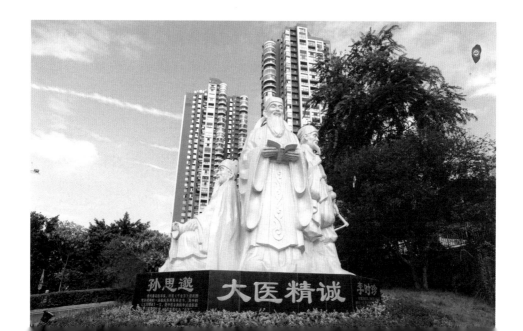

• 宜：夏季饮食应以健脾、祛暑化湿为主，可选择山药、枸杞子、鸭肉、黑豆等清淡食物。

• 不宜：夏季不宜食用过多的冷冻食物，体质虚寒者不宜食用西瓜、香瓜、芒果等寒性水果，体质过敏者不宜食用芒果和鱼等。

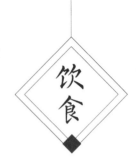

【首选蔬菜：黄瓜】

夏季天气炎热，对人体最重要的影响是暑湿，暑湿侵入人体后会导致毛孔张开、过多出汗，引起肠胃功能失调，这时可多食用黄瓜。黄瓜具有生津止渴、除烦解暑、清热利水、排毒通便的作用。肝病、心血管疾病、肠胃疾病以及高血压患者不宜过多食用。

【首选鱼类：鲤鱼】

夏初的鲤鱼正值产卵季，这时的鲤鱼富含优质蛋白、矿物质和维生素，极易被消化吸收。夏季气候温热潮湿，适当喝些鲤鱼汤，有助于祛湿开胃、利水消肿。儿童、孕妇、老年人等各类人群皆适宜食用，但荨麻疹、皮肤湿疹、支气管哮喘等患者慎食。

【首选菌类：木耳】

木耳味甘、性平，具有润肺等功效，夏季多吃点黑木耳，既有利于排毒通便，又可增加食欲。木耳适合心脑血管疾病、结石症等患者食用，但有出血性疾病、腹泻者以及孕妇应少食。

【首选肉类：鸭肉】

鸭肉富含人体在夏季急需的蛋白质等营养物质，适合体质虚弱、食欲不佳、大便干燥和水肿者食用。但慢性肠炎等患者应少食。

【首选谷类：薏仁】

薏仁性味甘淡微寒，含有维生素 B_1 和多种氨基酸，有利水消肿、健脾、清热等功效。孕妇、消化不良者不宜食用。

【首选粥类：绿豆粥】

绿豆粥具有清热解毒、消暑等作用，是夏季人们较喜欢的消暑粥类。但寒凉体质的人，如四肢冰凉乏力、腹泻便稀等不宜食用；老年人、儿童以及体质虚弱者也不宜过多食用。

【首选饮品：酸梅汤】

酸梅汤由乌梅、山楂、桂花、甘草、冰糖组成，有止渴、安神的功效，对于夏季而言是消暑解渴的饮品之选，老少皆宜，但有胃病者不宜多饮。

【首选瓜类：西瓜】

西瓜具有清热、解暑、止渴等功效，夏天出汗多，适当吃些西瓜，能补足丢失的水分。肾功能不全、产妇以及糖尿病患者不宜食用。

夏季天气炎热，不少人睡眠质量不好，很多人喜欢睡觉时开着风扇、空调，睡醒后却感到腰酸背痛，严重者还会有头痛等症状。因此，夏季睡眠应注意以下几点。

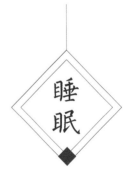

【忌在空调通风口睡觉】

夏季天气炎热，很多人喜欢在空调通风口睡觉，容易引起感冒、头疼等症状，严重者甚至出现面瘫，所以最好避免在通风口处睡觉，同时也不宜选择过堂风口之处。

【忌袒胸露腹睡觉】

袒胸露腹睡觉容易受凉，因此，无论天气多热，都要在胸腹部盖上一层薄被子或毯子，以免受凉后导致腹痛、腹泻。

【忌用冷水擦凉席】

凉席本身并不干燥，如再用冷水擦拭，将会增加床的湿度，使床成为各类霉菌及细菌的滋生地。建议使用热水擦拭凉席，擦拭后用电风扇将其吹干。

【忌入睡后开空调、电风扇】

入睡后人体血液循环往往会减慢，抵抗力也相对较弱，长时间开着空调或风扇睡觉，极易受凉，从而引发感冒。

夏季天气日渐炎热，贸然进行不恰当的活动，反而适得其反。所以，入夏后宜选择体能消耗少、技术要求低、时间消耗适宜的活动。具体推荐以下几项活动。

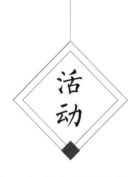

活动

【散步】

夏季散步应注意选择在树荫下或者有风的河边、海边或公园的林荫道，时间控制在 1 小时内。适宜中老年人和体质稍弱者，但高血压患者早晨血压最高，傍晚相对稳定，建议此类人群选择晚饭后散步；糖尿病患者不能饿肚子散步，易导致低血糖；冠心病患者散步速度要慢，以免心律失常。

【瑜伽】

瑜伽四季皆宜，夏季练习瑜伽更有益身心，缓解因天气炎热而带来的焦虑，练习瑜伽应选择通风、凉爽之地，时间控制在45～60分钟。有脊椎病、腰椎间盘突出、骨关节病、骨性关节炎等疾病者，练习瑜伽时应尤其慎重，练习前应当咨询专科医师。

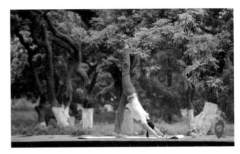

·瑜伽——单腿下犬·

【游泳】

夏季是游泳的最佳季节，游泳具有减肥、降低胆固醇、增强心血管功能等作用。游泳消耗体能较大，时间应控制在2小时内。患有心脏病、糖尿病、肺病等疾病者应在听取医生建议后方可游泳，以免发生意外。

【室内羽毛球】

室内羽毛球因无日晒烦恼，而成了夏季活动的理想选择之一。打羽毛球不仅强身健体、减肥塑身、预防颈椎病，还可促进新陈代谢，使体内毒素随汗排出。活动时间可根据自身情况而定，青少年以40～50分钟为宜，老年人和体弱者以20～30分钟为宜。患有心血管疾病者，剧烈运动会加重病情。

夏季天气炎热，此时人体心气[1]旺盛，出汗多，因此养心尤为重要。

穴位养生

【膻中穴】

【位置】位于前胸两乳头连线的中点上。

【功效】按摩膻中穴，对心、肺、胃之功能有调节作用。

【方法】先用大拇指按揉膻中穴3分钟，由轻到重，以能承受为

1）心气：泛指心的功能活动，也可特指心脏推动血液循环的功能。

度，或艾炷¹⁾灸膻中穴 5 ～ 7 壮，或艾条²⁾灸 10 ～ 20 分钟。按摩膻中穴时配合按摩内关穴（见下文）效果会更好。

【至阳穴】

【位置】位于背部第七、八胸椎棘突之间，约与肩胛骨下角相平。

【功效】心脏不适、胸口发紧时，可按摩至阳穴，以利于心脏供血。

【方法】可取小型刮痧板，用右手食指拇指夹持，以刮痧板的横缘抵住至阳穴，予以重压，以局部有酸胀感为度，5 ～ 10 分钟为宜。

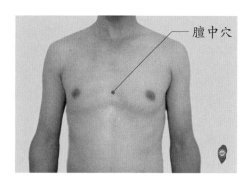

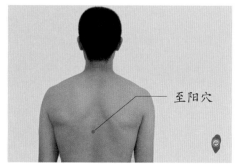

【内关穴】

【位置】位于手掌面关节横纹的中央，往上约三指宽的中央凹陷处。

【功效】按摩内关穴，能缓解心悸、胸闷、胸痛，也可缓解失眠。

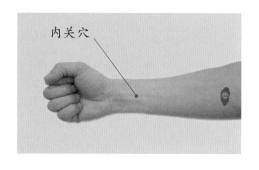

【方法】心悸或胸闷时，按压内关穴，以症状缓解为度，也可于每日睡前按压双侧内关穴 100 次，以帮助入睡。

1）艾炷：是用手工制成的圆锥形艾绒小团，炷高 1 厘米，炷底直径约 0.8 厘米。

2）艾条：是用棉纸包裹艾绒制成的圆柱形长卷，一般长 20 厘米，直径 1.2 厘米。

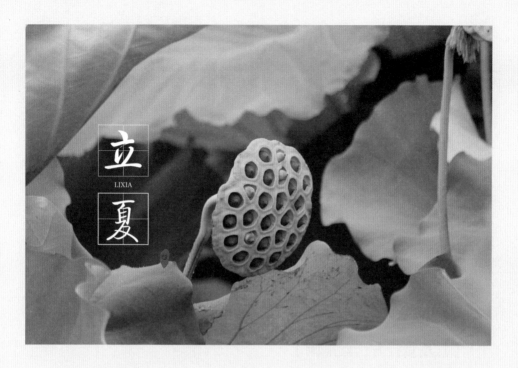

立夏

LIXIA

　　立夏为每年公历 5 月 6 日前后，太阳黄经为 45 度。立夏是夏季的开始，万物旺盛。人们习惯上把立夏当作气温显著升高、炎暑将临、雷雨增多、农作物进入生长旺季的一个重要节气。

【立夏养生重养心】

闭目养神其实也是在养心，所以立夏除了午睡外，还可通过静坐、梳头养心。

（1）静坐

每天上午 11 时至下午 1 时，让心脏休息一下是很养心的。如果没有条件午睡，可选择在办公室，或机场、车站等有座椅处静坐 3 分钟，以达到养心的目的。

（2）梳头

梳头可以刺激头部的穴位，可疏通经络、调节神经功能，还能预防失眠、眩晕、心悸等。可每天用手指梳头 3～5 次，每次不少于 3 分钟或 5 分钟，晚上睡前可再做 3 次。

【立夏食疗方：丝瓜粥】

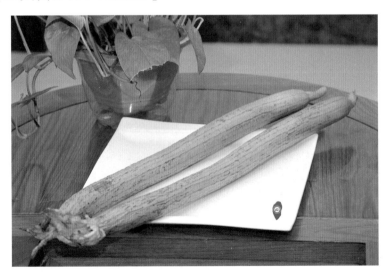

· 丝瓜 ·

- 材料：丝瓜 100 克，粳米 200～300 克，盐、味精等调味品适量。
- 做法：将丝瓜去皮后切成小块待用。将粳米熬成粥，起锅前，放入切块的丝瓜，再煮开几分钟，加入适量调味品即可。

- 功效：清暑化痰。
- 适宜人群：一般人群均可食用。尤其适合口干、咳嗽咳痰、产后乳汁不通者。

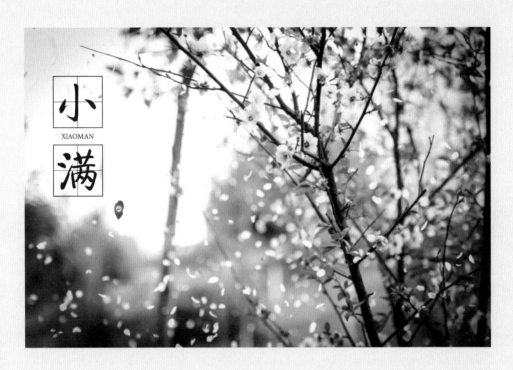

小

XIAOMAN

满

　　小满为每年公历 5 月 21 日前后，太阳黄经为 60 度。从小满开始，大麦、冬小麦等夏收作物已经结果，但尚未成熟，故称小满。小满后，北方各地的小麦即将成熟，而黄淮流域的冬小麦将开镰收割。

【小满时节"健脾祛湿"】

（1）宜健脾祛湿

小满后雨水渐多，人体的脾易受"湿邪"影响，这时饮食调理应注意健脾祛湿，以清爽清淡的素食为主，可多食赤小豆、薏仁、绿豆、冬瓜、山药、鲫鱼、酸梅汤、萝卜子等。

（2）按揉足三里穴

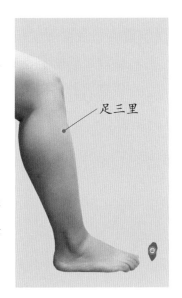

足三里

小满雨水较多，此时养生的重点即祛湿，按摩足三里穴有利于人体水分的运行和排泄，具有防治疾病、强身健体的作用。用拇指着力于足三里穴，垂直用力，以酸胀为度，如此每天反复操作 5 ～ 10 次即可。

【小满食疗方：薏仁红绿豆浆】

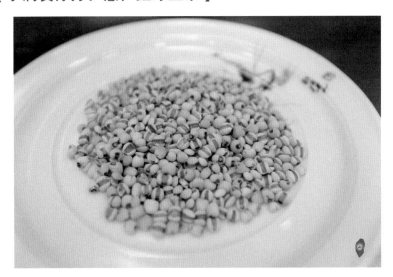

·薏仁·

• 材料：绿豆 20g，红豆 20g，薏仁 30g。

- 做法：绿豆、红豆、薏仁分别淘洗干净，用清水浸泡 5 小时至软；将泡好的绿豆、红豆、薏仁一同倒入全自动豆浆机中，加入适量水做成豆浆食用。
- 功效：健脾利湿，清热解毒。
- 适宜人群：口苦口渴、食欲不佳、小便黄赤，以及阴囊湿痒者。

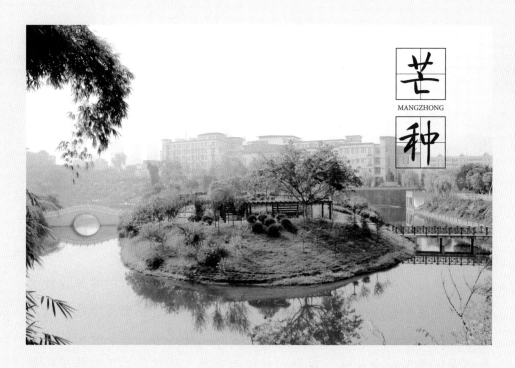

芒种

MANGZHONG

　　芒种为每年公历 6 月 6 日前后，太阳黄经为 75 度，芒种即表明小麦等有芒作物成熟。芒种前后，我国长江中下游地区雨量增多、气温升高，进入连绵阴雨的梅雨季节。

夏季

【芒种重"三防"】

（1）防湿疹

芒种雨水逐渐增多，尤其南方空气湿度大，易生湿疹。凡急性发作的湿疹其发病原因不外湿、热、毒三种。所以芒种时应不吃辛辣刺激、油炸类食物，不饮浓茶、咖啡，杜绝熬夜。

（2）防伤脾

芒种天气较热，人们为了追求凉爽而过度吃生冷食物等，极易伤脾。此时应吃扁豆、胡萝卜、南瓜等温性食物，且少量食用冷饮。

（3）防热伤风

芒种后雨水渐多，暑热夹杂，易患热伤风。热伤风的常见症状为流涕、鼻塞、打喷嚏、发热、头痛等，有的患者还会出现呕吐、腹泻等症状。此时在饮食上可饮绿豆汤、金银花露、菊花茶、芦根茶以清热解暑。同时忌食油腻、酸腥、麻辣的食物。慎用补品，发热时不要吃人参及冬虫夏草、鹿茸等温性补品，也不要吃羊肉、狗肉。

【芒种食疗方：鲜藕蛋羹】

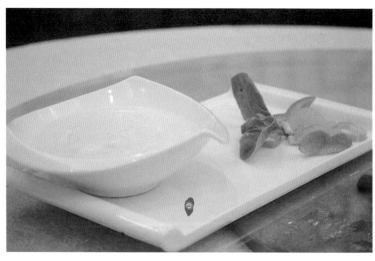

·鲜藕蛋羹·

- 材料：鲜藕 500 克，鸡蛋 2 个，猪油少许，盐等调味品适量。

- 做法：将鸡蛋打入碗内调匀，将鲜藕榨成汁，将鸡蛋液倒入鲜藕汁中，加入少许猪油、盐等调料味品，最后将盛有鲜藕鸡蛋汁的碗放在蒸笼上，武火蒸 10 分钟即可。

- 功效：滋阴补血，健脾生津。

- 适宜人群：体虚易出虚汗、手心脚心等潮热者，以及产后体虚者。

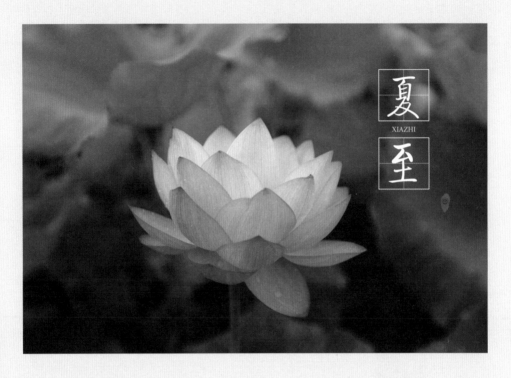

夏至

XIAZHI

至

　　夏至为每年公历 6 月 21 日前后，太阳黄经为 90 度。这一天是北半球白昼最长、黑夜最短的一天，从夏至起，进入炎热季节，大地万物在此时生长最旺盛。过了夏至，太阳逐渐向南移动，北半球白昼缩短，黑夜加长。

【夏至重养生】

（1）睡"子午觉"

"子"是指子时，即夜间 23 时至凌晨 1 时，"午"是指午时，即 11 ～ 13 时。在"子午"时间段内，机体各系统和器官处于需要调节、休整的状态，睡眠效果最佳，有缓解身体疲惫的作用。

（2）多吃"苦味"

人体肠胃受到炎热天气的刺激，消化功能相对较弱，饮食应以清淡为主。但夏至还要多吃有"苦"味的食物，如苦瓜、莲子心等。有助于清热、祛燥湿、止痒。但苦味的食物大多性寒，体弱者不宜多吃。

【夏至食疗方：薏仁绿豆粥】

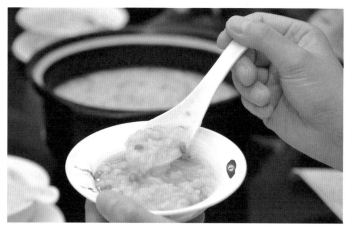

·薏仁绿豆粥·

• 材料：薏仁 200g，绿豆 100g，小米适量。

• 做法：薏仁在煮之前以温水浸泡 2 ～ 3 小时，绿豆最好也浸泡 1 ～ 2 小时，然后加入同等分量小米煮粥即可。

• 功效：健脾化湿，清热解暑。

• 适宜人群：暑热天气之胸闷、烦躁不安、口渴者，也适用于腹泻、水肿，小便不畅，以及四肢肌肉关节紧张、僵硬者。

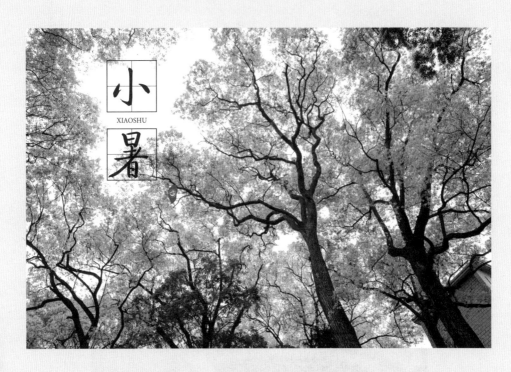

小暑

XIAOSHU

　　小暑为每年公历 7 月 7 日前后，太阳黄经为 105 度。此时，天气已接近炎热，但未到最热之时，故称为小暑。

【小暑养生重敷贴】

"冬病夏治"是我国传统中医药疗法中的特色疗法，是指对于一些在冬季易发生或加重的疾病，在夏季给予针对性的治疗，以提高机体的抗病能力。冬病夏治中最常用的方法为中药穴位敷贴，中药穴位敷贴应注意以下几点。

（1）适宜敷贴的疾病

• 心脑血管系统疾病：头痛、高血压、冠心病、心绞痛等。

• 消化系统疾病：慢性胃炎、消化性溃疡、胃肠功能紊乱、慢性结肠炎、慢性腹泻、消化不良等。

• 呼吸系统疾病：慢性支气管炎、肺气肿、肺源性心脏病、支气管哮喘、慢性阻塞性肺疾病等。

• 女性生殖系统疾病：月经不调、痛经、慢性盆腔炎等。

• 过敏性疾病：变应性鼻炎、慢性变应性咽炎、慢性荨麻疹、过敏性鼻炎等。

• 骨关节疾病：颈椎病、肩周炎、慢性腰肌劳损、四肢关节炎等。

（2）敷贴时间

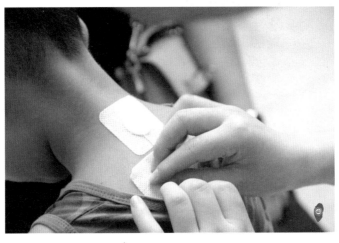

·冬病夏治——中药大椎穴敷贴·

在每年小暑后三伏天[1]当天敷贴，每10天贴1次。根据个人体质或对经络和穴位的敏感度不同而时间各异，儿童每次0.5～1小时，成人2～4小时。

（3）注意事项

• 禁忌人群：孕妇、1岁以下儿童、敷贴局部皮肤有损者不宜敷贴，正在发热者也不宜敷贴。

• 敷贴后禁忌：忌食生冷、辛辣、油腻、海鲜等食物，同时敷贴当天最好不要洗澡，且避免风扇直吹或在温度过低的空调房间久待。

• 敷贴后护理：敷贴后，部分患者局部可能出现麻木、温、热、痒、针刺、疼痛等感觉，属于药物吸收的正常反应。如果难以忍受，须及时取下药物，并用清水冲洗局部。如局部出现水泡属正常现象，轻者可自抹万花油，若水泡溃破可自行涂紫药水，结痂后待自然去痂，注意防感染。若局部反应严重者，应及时到医院处理。

【小暑食疗方：莲子百合煨猪肉】

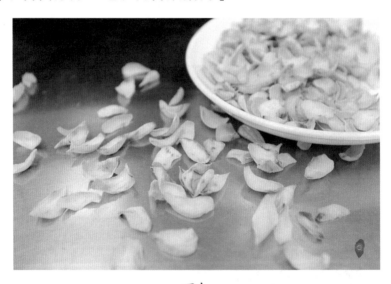

·百合·

1）三伏天：指一年内气温最高、湿度最大的时候，分为初伏、中伏和末伏，其中初伏和末伏均固定为10天，中伏有的年份10天，有的年份20天。伏期开始称入伏或交伏，伏期结束称出伏。

夏季

- 材料：莲子 50 克，百合 50 克，猪肉 200 克，盐、葱、姜适量。

- 做法：将猪肉切成小块，把莲子、百合放入锅内加水，再加入盐、葱、姜，用武火煮沸后，转用文火炖 1 小时即成，食莲子、百合、猪肉，喝汤。

- 功效：清心除烦，宁心安神。

- 适宜人群：心烦，失眠多梦，长期腹泻、解稀便，男性遗精，腰膝酸软，女性白带夹血丝者，以及咳嗽、痰中带血、体虚心烦不安者。

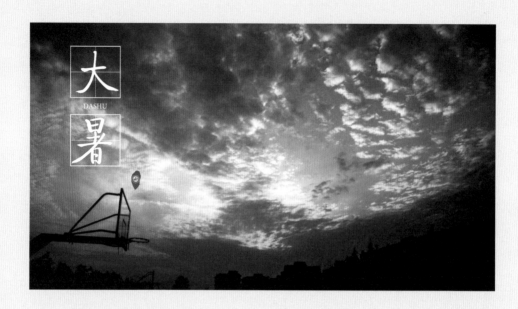

　　大暑为每年公历 7 月 23 日前后，太阳黄经为 120 度。大暑是一年中最热的节气，正值中伏前后，我国长江流域的许多地方常出现 40℃ 的高温。大暑雨水多，应注意防汛防涝。

【大暑防中暑是关键】

（1）中暑的症状

中暑分先兆中暑、轻度中暑和重度中暑。先兆中暑表现为大量出汗、口渴、四肢无力、恶心等，体温正常或略高，一般不超过37.5℃；轻度中暑表现为面色潮红、头痛、胸闷、多汗、口渴、心慌乏力等，体温升高到38℃以上，血压下降、脉搏加快等；重度中暑除上述症状外，可能还会出现昏倒或痉挛，或皮肤干燥无汗，体温在40℃以上。

（2）中暑的高发人群

主要包括在高温[1]下作业、暴晒又无法及时补充水分的人群，体质较差的老年人、儿童，以及本身患有糖尿病、心脑血管疾病、代谢性疾病等基础疾病的患者。还有一些长期在低温空调室内，突然进入室外高温环境的人群。

（3）中暑的处置

• 迅速撤离引起中暑的高温环境，选择荫凉通风的地方休息。

• 多饮用一些含盐分的清凉饮料，也可在额部、颞部涂抹清凉油、风油精等，或服用人丹、十滴水、藿香正气水等中药。

• 如果出现血压降低、虚脱时应立即平卧，及时送到医院治疗。

（4）中暑预防

• 做好外出前准备工作

a. 夏季外出时要备好防晒用具和做好防护工作。老年人、孕妇、慢性疾病患者，特别是有心血管疾病者尽可能减少外出活动。

b. 衣服尽量选用棉、麻、丝类的织物，应少穿化纤类服装。

c. 准备充足的水、饮料和防暑降温药品，如人丹、十滴水、风油精等，以备应急之用。

1）高温：指地市级以上气象主管部门所属气象台站向公众发布的日最高气温35℃以上的天气。

• 保证充足的水分

a.高温作业人员应及时补充水分，多饮清凉盐开水、绿豆汤、酸梅汤等，弥补人体因出汗而失去的盐分。

b.可食用生菜、黄瓜、番茄、桃子、杏、西瓜、甜瓜等蔬果，以及乳制品。

• 合理安排工作

大暑时节，要合理安排作息时间，做到早出工、晚收工，适当延长中午休息时间。

【大暑食疗方：荷叶薄荷粥】

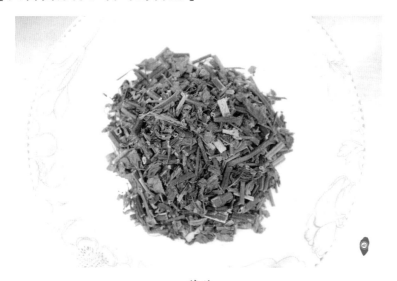

·薄荷·

• 材料：鲜荷叶 1 张，薄荷 30 克，粳米 100 克，冰糖适量。

• 做法：将鲜荷叶洗净、切碎，薄荷洗净，两物加适量清水用中火煮后取汁，倒入粳米煮粥，然后加冰糖，即可食用。

• 功效：清热消暑。

• 适宜人群：心烦口渴、食欲不佳、食少腹胀者。

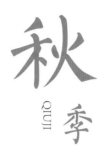

秋季
QIUJI

　　秋三月，起于立秋，止于立冬前，秋季分为立秋、处暑、白露、秋分、寒露、霜降六个节气。

　　秋季是夏冬两季的过渡时期，气温由热向寒转变，空气湿度降低，昼夜温差增大，北方受冷空气侵入，天气凉爽，南方常有绵绵秋雨出现。

　　秋季天气转凉，衣被添加进度应缓，可有意识地让身体"冻一冻"，尤其是老年人。

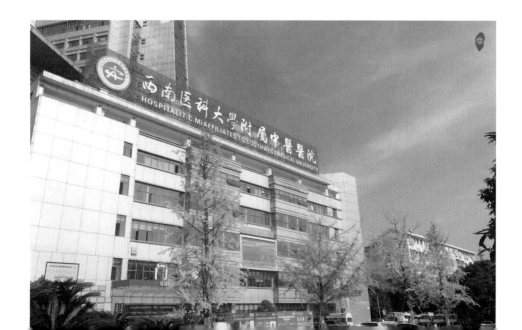

- 宜: 润肺和"酸味"的食物, 如山药、莲藕、杏仁以及山楂、柚子、石榴等。
- 不宜: 葱、姜、蒜、韭菜、芥末等辛味食物。

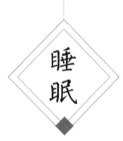

【宜润肺忌寒凉】

要以防秋燥、滋阴润肺为基本原则, 宜食润肺的食物, 如蜂蜜、梨、百合、莲子、银耳、木耳等食物。少食寒凉性水果, 如西瓜、山竹等。同时, 要多喝温水, 每天应适时饮水, 饮水量可达到 2500 毫升。

【忌随意"贴秋膘"】

一到秋季, 民间流行"贴秋膘", 以储备热量, 应对冬季的寒冷。但秋天不宜随意进补, 以免加重脾胃负担, 引起消化功能紊乱, 尤其是脾胃功能较弱的老年人和儿童要注意不可随意"贴秋膘"。

经过漫长、炎热的夏季, 人体易出现体液平衡失调、肠胃功能减弱、心血管系统负担加重等, 而使身体处于过度消耗的状态。进入秋季, 人体则进入到了一个周期性的休整阶段, 为更好适应季节变化, 睡眠应注意以下几点。

【晚上 11 点前睡】

秋季万物萧条, 人的起居在此时应随气候进行相应的调整。尤其入夜之后, 气温下降快, 应早睡早起, 尽量在晚上 11 时前睡觉, 早晨早起床。

【选对被褥】

秋季天气逐渐变凉，盖被不需要太厚，建议选择质地轻薄易保暖兼有吸湿吸汗之功效的羽绒被。

【忌开窗正对风口睡眠】

秋夜天凉，开窗正对风口睡觉易使人感到头昏脑胀，甚至引起偏头痛等。尽量不要开窗睡觉，睡前开窗通风即可。

【脚部保暖】

脚部被称为人体的第二心脏，在脚部有众多的穴位以及经脉，秋季夜晚气温低，睡觉时要注意脚部保暖，以确保血液循环，尤其是心脏血液的流动顺畅。

"秋高气爽"，秋季是人们锻炼身体的黄金季节，每天活动30分钟左右，有益身体健康。活动时最好选择透气、散湿性较好的衣服，活动前2小时可先喝300～500毫升水。具体推荐以下几项活动。

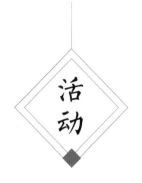

【爬山】

爬山能增加肺通气量和肺活量，增强血液循环。建议每周爬山1次，每次30～60分钟，每爬20分钟，最好休息几分钟。此外，气温较低时，可以戴一个护膝，但切忌太紧；爬山后注意保暖，可以通过热敷、泡脚等方式改善关节酸痛。禁忌人群：①患有运动障碍慢性疾病者，如关节病等；②患有呼吸系统慢性疾病者，如严重的肺心病、慢性气管炎等；③患有循环系统慢性疾病者，如高血压、冠心病、慢性冠状动脉供血不足等；④患有其他疾病者，如慢性肾炎、血液病、糖尿病伴有合并症、痛风、红斑狼疮等。

【长跑】

长跑[1]能增强血液循环，改善心功能、脑的血液供应和脑细胞的氧供应，还能有效地刺激代谢，增加能量消耗。建议每周坚持 2 次长跑，每次跑 5 千米以上。禁忌人群：①有潜藏疾病者，主要是心脑血管疾病；②平时无体育锻炼者，如果运动量大大超出平时负荷，产生运动过度紧张，可能会造成猝死或者其他运动伤害；③轻度活动就有胸闷、头痛、头晕等不适症状者；④老年高血压和糖尿病患者。

【骑行】

骑行能预防大脑老化，提高神经系统的敏捷性，还能提高心肺功能，锻炼下肢肌力，增强全身耐力。每周坚持 2 ～ 3 次骑行，每次 3 ～ 5 千米。需要注意的是，①高血压、冠心病、疝气、癫痫、脑震荡后遗症等疾病患者不宜骑行；②男性不适合将骑行当做长期锻炼的项目，这是因为自行车车座窄小，若长时间骑行，男性睾丸、前列腺等器官会因受到长期挤压而出现缺血、水肿、发炎等症状；③正处于生长发育阶段的青少年也不适宜骑行，若选用车把较低的自行车长时间骑行，可能会影响脊柱的弯曲度，影响形体发育。

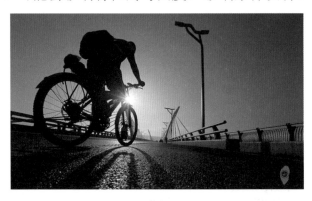

·骑行·

1）长跑：指路程为 5 千米及以上的长距离跑步。

进入秋季，空气逐渐干燥，此时最容易造成肺的损伤，因此，秋季宜养肺润肺。

【迎香穴】

【位置】位于鼻翼旁约 0.2 厘米的鼻唇沟中。

【功效】养肺润肺。

【方法】将两手拇指外侧相互摩擦，有热感后，用拇指外侧沿鼻梁、鼻翼两侧上下按摩约 60 次后再按摩鼻翼两侧的迎香穴 20 次，每天早晚各做 1 ～ 2 组。

【肺俞穴】

【位置】位于背后第三胸椎棘突下，左右旁约两指宽处。

【功效】可舒畅胸中之气，健肺养肺，且可疏通脊背经脉，预防感冒。

【方法】每晚临睡前端坐在椅子上，两膝自然分开，双手放在大腿上，头正目闭，全身放松。吸气于胸中，两手握成空心拳，轻叩肺俞穴数十下，同时用手掌在背部两侧由下至上轻拍，持续约 10 分钟。也可艾炷灸 5 ～ 7 壮，艾条灸 10 ～ 20 分钟，局部有温热感为度。

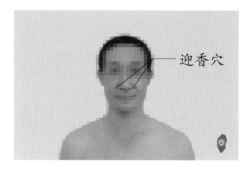
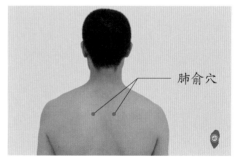

【列缺穴】

【位置】双手虎口平直交叉，一手食指按在另一手桡骨茎突上，指尖下凹陷处即为列缺穴。

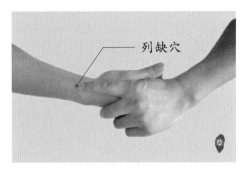

列缺穴

【功效】调理肺气，常用于治疗咳嗽、气喘、慢性阻塞性肺疾病等。

【方法】可将艾绒捏成麦粒状，放置于列缺穴上点燃，待皮肤有温热感时取下，再放置下一粒，每次5～7粒，每周1～2次。

秋季

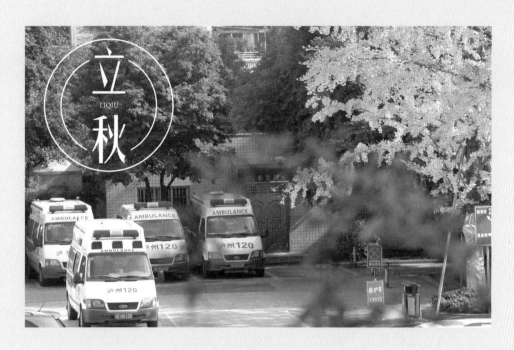

　　立秋一般在每年公历 8 月 8 日前后，太阳黄经为 135 度。立秋预示着炎热的夏季即将过去，秋季即将来临。立秋后，气温逐渐下降。

【立秋以养肺为主】

（1）最佳养肺时间：上午 7 ～ 9 时

上午 7 ～ 9 时是肺功能最强之时，此时进行慢跑等运动，能强健肺功能，但患有高血压、心脏疾病、气喘等人群，应适当减少运动量。

（2）最简单养肺法：用一杯热水

将热水倒入茶杯中，用鼻子对准茶杯吸入水蒸气，每次约 10 分钟，可早晚各 1 次，可有润肺之效。

（3）最有效养肺法：主动咳嗽

立秋后，每日早晚可选择面对空气清新处，深呼吸后主动咳嗽，以清除呼吸道及肺部吸入的粉尘、有害气体、金属微粒以及工业废气中的毒性物质等，减少对肺部的损害。

（4）最便捷的养肺法：笑口常开

大笑能使肺扩张，大笑的同时还会不自觉地进行深呼吸，使呼吸更通畅。

【立秋养生食疗方：百合杏仁粥】

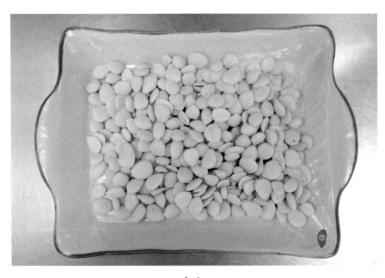

·杏仁·

- 材料：百合 10 克，杏仁 6 克，粳米 100 克，白糖少许。
- 做法：先将粳米以武火煮沸，然后在半熟的粳米锅内加入百合、杏仁、白糖，以文火煮沸即成。
- 功效：滋阴润肺，清心安神。
- 适宜人群：咳喘、便秘、失眠心烦、多梦者。

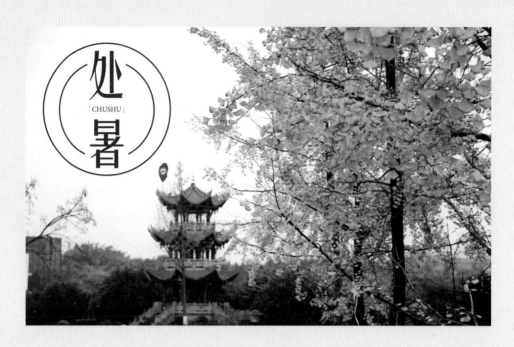

　　处暑一般在每年公历 8 月 23 日前后，太阳黄经为 150 度，处暑即为"出暑"，意味着即将进入气象意义的秋天，处暑后，我国黄河以北气温逐渐下降。

【处暑防燥是关键】

（1）皮肤干燥，浑身瘙痒

处暑后皮脂腺、汗腺分泌减少，加上空气干燥，皮肤易失去水分，而出现脱皮、瘙痒等症状。

预防：多饮水，多食用苹果、柚子、橘子等水果，室内可使用加湿器，将湿度调节到40%～60%。除特殊情况外，尽量避免每天洗澡，可隔天洗一次，洗澡时水温控制在34～36℃，时间不宜超过5分钟。

（2）上火、便秘、眼睛干涩、流鼻血

处暑后身体易缺水，鼻腔黏膜干燥，易引起上火、便秘、眼睛干涩、流鼻血等症状。

预防：除清淡饮食外，每天应喝2500毫升水，另外可使用防裂唇膏滋润鼻腔，并在医生指导下使用眼药膏来滋润眼睛。

（3）口角干裂

处暑后气候干燥，口角周围皮肤黏膜易干裂，病菌乘虚而入造成感染，从而引发口角炎。

预防：多食用富含B族维生素的食物，如瘦肉、禽蛋、牛奶、豆制品、胡萝卜、新鲜绿叶蔬菜等。口角干裂时，可使用润唇膏滋润嘴唇，不要舔唇，以免加重口角干裂，进一步诱发口角炎。

【处暑养生食疗方：沙参粥】

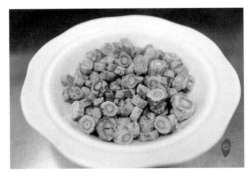

·沙参·

- 材料：沙参 15 ～ 30 克，粳米 50 克，冰糖适量。
- 做法：先将沙参捣碎，加水煎取药汁后去渣，然后将药汁与粳米同入砂锅，再加水适量，以文火煮粥，待粥煮沸时，加入冰糖稍煮片刻即可。
- 功效：养阴清肺，益胃生津。
- 适宜人群：干咳、声音嘶哑、咽干舌燥者。

秋季

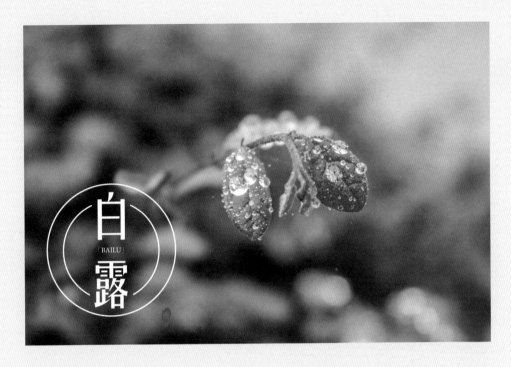

　　白露一般在每年公历 9 月 8 日前后，太阳黄经为 165 度。白露后秋意渐浓，天气转凉，昼夜温差可达 10℃。

秋季

【白露养生做好"三防"】

（1）防凉：白露身不露

白露后，天气转凉，早晚温差较大，如果衣着过于单薄或者裸露四肢，极易诱发感冒或导致旧疾复发。

（2）防病：心脑血管疾病

白露早晚温差进一步加大，心脑血管疾病患者应在医生指导下根据病情调整用药，并注意休息，做好保暖工作，避免感冒诱发急性心脑血管疾病。抵抗力不佳的中老年人也要注意防护，以免因早晚低温使外周血管收缩、血压升高而诱发心脑血管疾病。

（3）防悲：谨防悲秋来袭

白露后，花草树木开始凋谢，人们易触景伤情，此时应多与他人沟通交流，保持愉快舒畅的心情。

【白露养生食疗方：黄芪三七鸡】

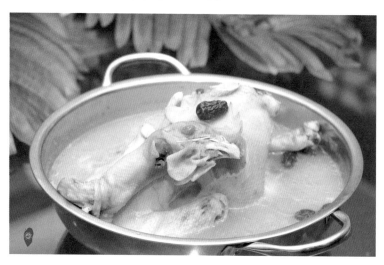

· 黄芪三七鸡 ·

· 材料：黄芪 60 克，三七 10 克，仔母鸡 1 只，料酒 10 克，盐适量。

• 做法：把黄芪洗净切片，放入砂锅，再将干净的仔母鸡加进砂锅，加水 1500 毫升，加料酒，武火煮沸，撇去浮沫，加盐少许，文火炖至鸡肉烂熟后再去掉黄芪、三七等渣。

• 功效：补气健脾，活血化瘀。

• 适宜人群：浑身无力、食少解稀便、水肿、咳嗽、哮喘、骨折后期恢复者。

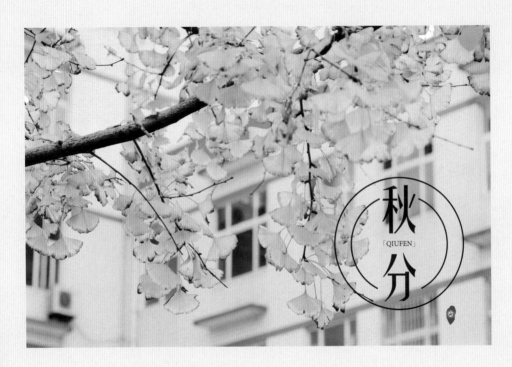

　　秋分为每年公历 9 月 23 日前后，太阳黄经为 180 度。秋分当日，北半球昼夜几乎相等，秋分后，太阳直射位置继续由赤道向南半球推移，昼短夜长的趋势愈发明显。

【秋分保护好六个部位】

（1）头部

寒冷空气若入侵头部，易引起感冒、鼻炎、头痛、牙痛、三叉神经痛[1]等。

预防：在气温突降而需要外出时，可戴上帽子，为头部保暖。每天清晨可梳头百余次，使头皮微热，有利于头部气血通畅。秋分时，晚上最好不要洗头。

（2）口鼻

口鼻是空气进出的通道，寒气进入肺部，易出现恶心、呕吐、咳嗽、吐痰、鼻塞、打喷嚏等。

预防：空气质量不好时，出行建议戴口罩加强防护，平时注意清理呼吸道，避免异物或粉尘刺激口鼻。

（3）颈部

颈部上承头颅，下接躯干，是人体的要塞。颈部受凉，易使大脑供血不足诱发头晕等症状。

预防：穿立领装，外出戴围巾。

（4）腰部

腰部受寒，易引发疼痛，导致全身乏力。

预防：双手搓腰，两手对搓发热后，按摩腰部早晚各1次，每次50～100遍。

（5）背部

背部受寒，时间一长可引起颈椎病、肩周炎、腰椎间盘突出、腰肌劳损及慢性腰腿痛等

预防：注意背部的防寒和保暖。

1）三叉神经痛：人体总共有十二对脑神经，三叉神经就其中一对，也是最粗的一对，其主要作用是将面部的感觉传入大脑。当三叉神经发生病变时，人们会感到一侧面部反复、阵发性的剧烈疼痛，称为"三叉神经痛"。

【秋分养生食疗方：天门冬粥】

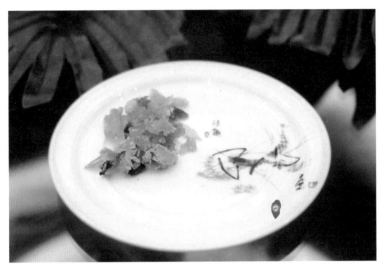

·天门冬·

- 材料：天门冬 20 克，粳米 100 克，冰糖适量。

- 做法：将天门冬捣碎，放入砂锅内，加水煎取浓汁，去渣；将粳米洗净，放入砂锅内，加适量水，大火煮沸，改为小火煮约 30 分钟成粥，加入冰糖调味即成。

- 功效：滋补润肺，养肺生津。

- 适宜人群：干咳痰少、咽喉痛、声音嘶哑、眩晕、耳鸣、腰膝酸软及便秘者。

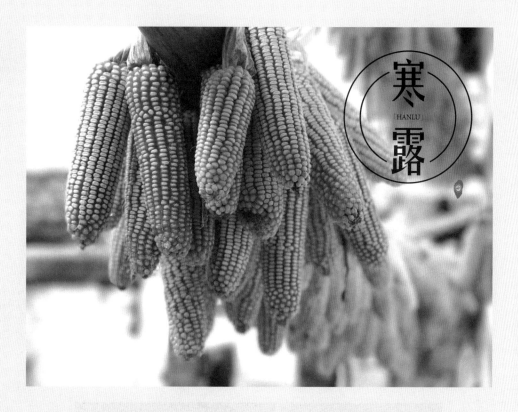

寒
「HANLU」
露

　　寒露一般为每年公历 10 月 9 日前后，太阳黄经为 195 度。寒露后，天气从凉爽向寒冷过渡，气温更低了。

【寒露养生驱寒为主】

（1）足部保暖

寒露过后，气温逐渐降低，此时要注意足部保暖，选用质地舒适、保暖效果好的鞋袜。同时，可以每天晚上睡觉前采用热水泡脚，泡脚能促进足部的血管扩张、血流加快，缓解疲劳。建议泡脚时长40分钟，水温控制在40℃左右，可加入生姜、陈皮等。

（2）适时添衣

寒露后，老年人、儿童和体质较弱者应逐渐增添衣服，最好厚薄搭配，以保暖为主。

（3）轻松活动

寒露时进行轻松的活动有利于改善血液循环，对消化吸收能力也有帮助，如慢跑、瑜伽等。

【寒露养生食疗方：川贝炖雪梨】

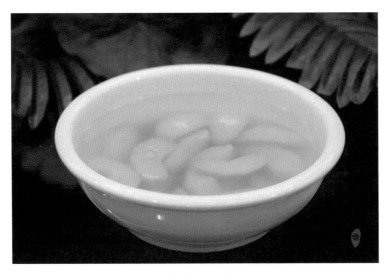

·川贝炖雪梨·

· 材料：雪梨800克，川贝10克，冰糖10克。

- 做法：将雪梨去皮去核后与川贝同放入碗内，加入冰糖炖 1 小时左右即可。
- 功效：润肺止咳。
- 适宜人群：干咳无痰、久咳者。

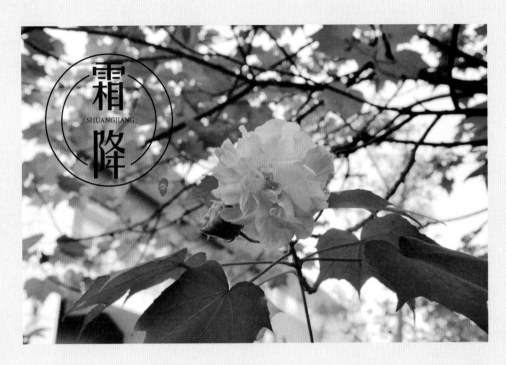

　　霜降为每年公历 10 月 24 日前后，太阳黄经为 210 度。霜降是秋季的最后一个节气，天气已冷，也意味着冬天即将到来。

【霜降养生三妙招】

（1）防寒保暖

霜降节气最低气温可达零摄氏度左右，气候由凉转冷，此时要注意防寒保暖，尤其是易感冒、体质较弱的老年人和小儿，应适时增添衣物，以免寒风入侵，导致生病。除此之外，呼吸系统疾病患者防寒重点部位在背部，要注意背部的保暖；心脑血管系统疾病患者除了每日监测血压、按时服药外，不要盲目追求"秋冻"。

（2）动静结合

霜降后，气温越来越低，最好等太阳出来后出门锻炼，每次运动前，一定要做好充分的准备活动，注意动与静的合理结合。

（3）饮食调理

霜降寒凉又干燥，胃肠道对寒冷的刺激非常敏感，可多吃芝麻、蜂蜜、银耳、青菜等食物，以及苹果、葡萄、香蕉等水果。

【霜降养生食疗方：栗子粥】

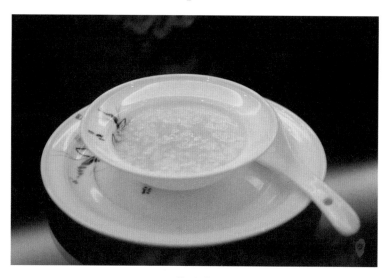

·栗子粥·

- 材料：栗子 150 克，小米 200 克。
- 做法：武火煮沸米粥后，用文火开盖继续煮 10 分钟；将栗子捣碎放入锅里，继续煮 5 分钟即可。
- 功效：补肾健脾，止泻治咳。
- 适宜人群：反复反胃、久咳、腹泻、腰膝酸软、骨折后期恢复者。

秋季

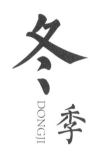

冬季

DONGJI

　　冬三月，始于立冬，止于立春前，冬季分为立冬、小雪、大雪、冬至、小寒、大寒六个节气。

　　冬季是秋季和春季的过渡季节，我国南方为亚热带季风气候，冬季温和少雨；北方为温带季风气候，冬季寒冷干燥。

　　冬季天气寒冷，机体抵抗力下降，要早睡晚起，坚持温水刷牙、冷水洗脸、热水泡脚。

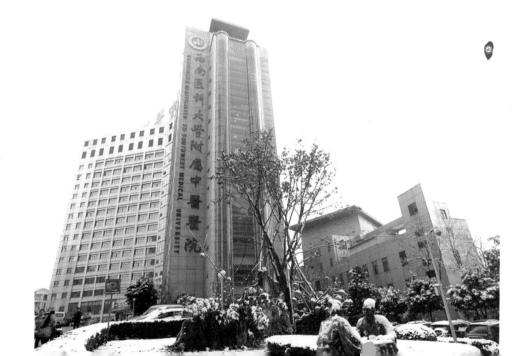

• 宜：性味甘温的食物，如韭菜、茴香、姜、葱、蒜、鸡肉、羊肉、猪肝等。

• 不宜：寒性食物，如苦瓜、竹笋、甘蔗、梨、西瓜、柿子、香蕉等。

饮食

【食物足量，抵御寒冷】

冬季天寒地冻，机体在寒冷的环境中代谢率明显增加，人体对能量的需求也随之增加，需要保证足够量的主食，建议每天吃 250 ～ 400 克的主食，如米饭、馒头等。另外，每天应食用 150 ～ 250 克动物性食物，如瘦肉、鱼等，可提高抗寒防病的能力。

【少食生冷，多喝粥汤】

冬季食用生冷食物，容易刺激肠胃，造成腹痛、腹泻等。在制作冬季食物时，尽量多采用炖、煮、蒸、烩等烹调方式，多喝粥汤。

【多吃蔬果，预防干燥】

冬季干燥，容易出现便秘，应注意蔬菜水果的补充。蔬菜可选择萝卜、大白菜、马铃薯、山药、莲藕、香菇、冬笋、娃娃菜等，水果可选择苹果、梨、香蕉、柚子、柑橘等。

【适量补充，点到为止】

冬季寒冷，日照时间缩短，户外活动少的人群，易导致维生素 D 的缺乏，可多吃富含钙和维生素 D 的食物，如豆制品、海产品以及动物肝脏等，但不能暴饮暴食，以免加重肠胃负担。

【早睡晚起】

冬季早睡晚起可避免低温和冷空气对人体入侵而诱发呼吸系统疾病，也可预防因严寒刺激诱发的心脑血管疾病。

睡眠

【不要门窗紧闭】

因冬季天气寒冷，人们常在睡觉时关上门窗，以至于空气不流通，易患感冒、咽炎等。建议睡觉时门窗保留一定缝隙，保持空气流通。

【别盖重棉被】

冬季盖厚重的被子会压迫胸部，影响正常呼吸，减少肺部的呼吸量，不仅影响睡眠，而且容易对呼吸道造成伤害。冬季应选用保暖松软的棉被、羽绒被等。

【不要蒙头睡】

蒙头睡觉，会因被窝内二氧化碳等废气逐渐增加，影响正常的呼吸。醒来后，易出现头晕、胸闷、乏力、精神不振。再冷的天气，睡眠时都不要用被子蒙头睡。

【不提倡裸睡】

冬季裸睡易受寒，且易引起头痛、目眩、咽喉肿痛等，因此不建议在冬季裸睡。

冬季活动，应选择在避风向阳、温暖安静、空气新鲜的旷野或有草坪之处，不要随意脱衣露体，尽量选择动作幅度较小、热量消耗较大的活动，活动时间控制在 1 个小时之内，推荐以下几项养生活动。

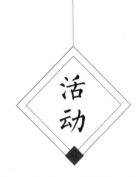

【冬泳】

冬泳[1]能增强人体对冷刺激的适应能力，提高免疫力。建议每次游 100 ~ 500 米，下水前应做好热身运动。16 岁以下和 70 岁以上的人群，以及患有较为严重的心脏病、高血压、肝炎等疾病者，不宜冬泳。

【滑雪】

滑雪可以锻炼身体的平衡能力、协调能力和柔韧性，对头、颈、手、腕、肘、臂、肩、腰、腿、膝、踝等部位能起到锻炼作用，建议每次滑雪 1 小时。患有心脏病、高血压、骨质疏松症等疾病，或做过大型手术者不宜滑雪。

【跳绳】

冬季在室内跳绳是一个不错的选择。跳绳具有耗时少、耗能大的优点，还能增强人体心血管、呼吸和神经系统的功能。建议每次持续跳绳 10 分钟。老年人、骨质疏松、静脉曲张、膝盖旧伤未愈及体重过重者不宜跳绳。

【泡温泉】

冬季泡温泉不仅可以促进身体的血液循环，还有助于纾解情绪压力、改善睡眠质量。建议每次泡温泉的时间不超过 15 分钟，温度不

1）冬泳：指气温在 10℃以下，在室外水域（包括江、河、湖、海等自然水域与水库等人工水域）自然水温（水温在 8 ~ 17℃）下的游泳。

要超过 45℃。女性经期、孕妇、糖尿病患者、高血压患者不适宜此项活动。

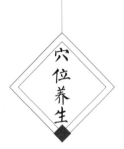

中医提倡冬养肾，因此应季养肾尤为重要。

【涌泉穴】

【位置】脚掌上三分之一正中位置的凹陷处。

【功效】温补肾阳。

【方法】每日晚上热水泡完脚后，用左手的大拇指点按右脚心上的涌泉穴约 100 次，左侧亦然。

【气海穴】

【位置】肚脐中间往下约两个横指的位置。

【功效】强壮体质。

【方法】将艾炷置于气海穴上，以有温热感为度，每次 5 ～ 7 壮，亦可采用艾条灸的方法，每次 10 ～ 20 分钟；还可以每天按揉此穴，以有酸胀感为宜。

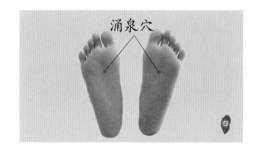

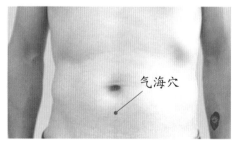

【太溪穴】

【位置】足的内踝尖到足跟腱正中间凹陷处。

【功效】经常按摩此穴或用灸法，可提高免疫力。

【方法】每天晚上热水泡完脚后，用左手大拇指点按右侧太溪穴约 100 次，左侧亦然。也可将艾炷置于气海穴上，有温热感为度，每次 5 ～ 7 壮，还可采用艾条灸的方法，每次 10 ～ 20 分钟。

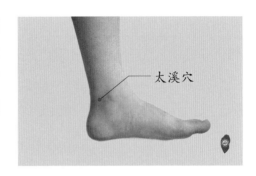

太溪穴

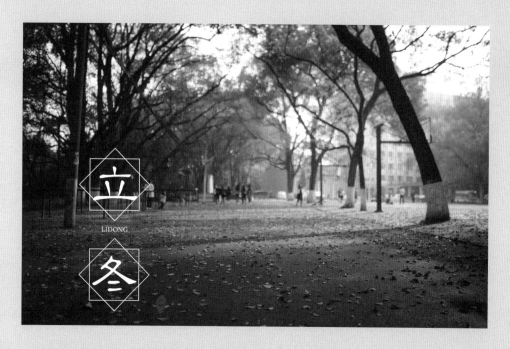

立冬

LIDONG

冬

　　立冬为每年公历 11 月 8 日前后，太阳黄经为 225 度。立冬后，随着冷空气的加强，气温下降的趋势加快。

【立冬养生应养肾】

立冬是冬天的开始，应以保养肾脏为先。

（1）推拿腰部

常常按揉或叩击腰骶部，摩擦腰部两侧，早晚各一次。平常漫步时，用双手背按揉肾区，可减缓腰酸。

（2）护脚保暖

"脚暖腿不凉，腿暖身不寒"，寒从脚下起。脚步容易受到寒冷气息的影响，应穿保暖的鞋袜，护脚保暖。

（3）泡脚温肾

俗话说："热水洗脚，胜吃补药。"泡脚、按摩双脚能改善全身血液循环，达到滋养肾和肝的目的，每次泡脚时间以 30 ~ 45 分钟为宜，水温控制在 38 ~ 43℃，水要淹过脚踝，泡脚用的容器以木盆为宜。

【立冬食疗方：十全大补汤】

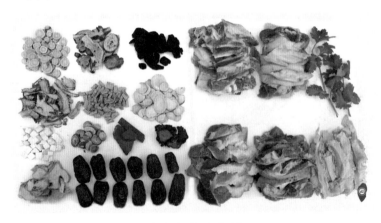

· 十全大补汤食材 ·

· 材料：党参、黄芪、白术、茯苓、熟地、白芍各 10 克，当归、肉桂各 5 克，川芎、甘草各 3 克，大枣 12 枚，生姜 20 克，墨鱼、肥母鸡、老鸭、猪肚、肘子各 250 克，排骨 500 克，冬笋、蘑菇、花生、葱各 50 克，黄酒、花椒、盐、味精适量。

• 做法：将诸药装纱布袋内，扎口，鸭、鸡肉及猪肚洗净，排骨剁开。生姜、冬笋、蘑菇洗净，与以上诸料同放锅中，加水，武火煮开后改用文火煨炖，加黄酒、花椒、盐调味。待肉熟烂后捞出，切成丝条，再放入汤内，去药袋，煮开后，调入味精，食肉饮汤。每次一小碗，早晚服用。

• 功效：温补气血，调五脏六腑[1]。

• 适宜人群：神疲乏力、不进饮食、手脚无力、四肢关节疼痛者。

1）六腑：指胃、大肠、小肠、三焦（位于躯体和脏腑之间的空腔，包含胸腔和腹腔）、膀胱、胆。

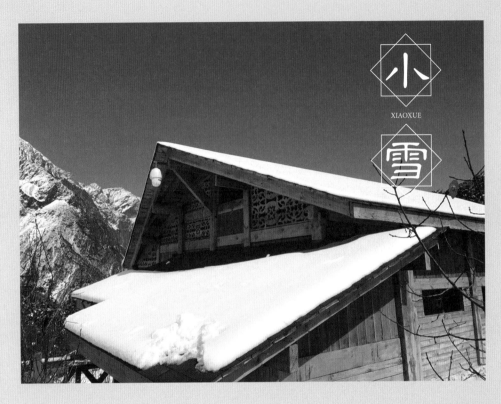

小雪为每年公历 11 月 23 日前后，太阳黄经为 240 度。气温下降，开始降雪，但还不到大雪纷飞的时节，故称小雪。小雪前后，黄河流域开始降雪，北方已进入封冻季节。

【小雪注意防冻疮】

小雪起，天气湿冷，皮肤局部小动脉发生收缩，久之动脉血管麻痹而扩张，静脉瘀血、局部血液循环不良而致使冻疮高发。

（1）揉搓防冻

每天数次揉搓手、耳等局部皮肤，每次数分钟至局部皮肤发热为止，用揉搓的方法加强局部的摩擦，以迅速改善局部的血液循环，防止冻伤。

（2）防寒保暖

应注意身体局部的保暖，尤其是裸露在外的身体部位，如耳朵可带耳罩、双手可戴保暖手套、双脚穿保暖袜。

（3）中药外泡

使用中药外泡，可预防冻疮。如当归四逆汤，即取当归、芍药、桂枝、细辛、甘草、木通、生姜、大枣煮水，外泡手足易患冻疮部位，水温控制在 40℃左右，每次泡 20 分钟。

【小雪食疗方：黄芪桂圆牛肉汤】

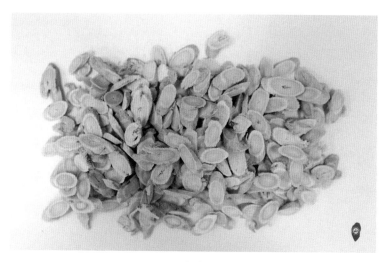

·黄芪·

- 材料：黄芪 10 克，桂圆肉 20 克，牛肉 200 克，豌豆苗 20 克，盐 3 克，白酒 2 克。

- 做法：牛肉切片，加水 1500 毫升同煮，煮沸后去除泡沫及油。加入黄芪及桂圆肉，煮至水余约 600 毫升为止，加盐、白酒调味，再加入豌豆苗，滚熟即成。

- 功效：补心安神，强筋壮骨。

- 适宜人群：食欲不振、消瘦乏力、体虚出汗、面色萎黄、失眠健忘、心中烦躁者。

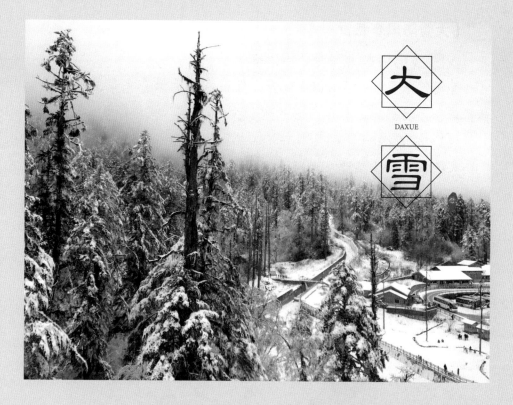

大雪为每年公历 12 月 7 日前后,太阳黄经为 255 度。大雪节气,预示冬季最寒冷的时候到了,这时我国大部分地区的最低温度都降到了 0℃或以下,往往在北方会降大雪,甚至暴雪。

【大雪防风寒感冒[1)]】

（1）多喝热水

每天饮水量不少于2000毫升，保证身体的水分充足，有利于身体排毒，预防感冒，但要多喝热水，少喝冷水。

（2）荤素搭配

冬季是进补的季节，在进补时需格外注意饮食的荤素搭配，多吃蔬菜水果，如大白菜、萝卜、香蕉、梨和苹果等，少吃油腻、辛辣食物。

（3）全身保暖

大雪节气，稍不注意就会受风寒而患上感冒，除了要穿上厚毛衣、羽绒服、保暖裤外，还要做好头部、颈部及脚部等部位的保暖工作。

【大雪食疗方：蒜泥茼蒿】

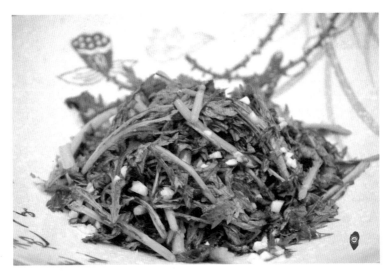

· 蒜泥茼蒿 ·

• 材料：茼蒿250克，大蒜3瓣，味精、盐、香油适量。

• 做法：茼蒿洗净，切一寸长段，大蒜捣烂为泥备用，锅内放入清水煮开，茼蒿下锅焯3分钟捞出，将蒜泥、味精、盐、香油同时放

1）风寒感冒：指因吹冷风受凉而引起的感冒，冬春发生较多。其症状为头沉或头痛、怕冷、四肢酸痛、鼻塞、流清涕等。

入，搅拌均匀盛盘即可。

- 功效：开胃健脾，解毒消积。
- 适宜人群：腹胀不思饮食、口淡无味者。

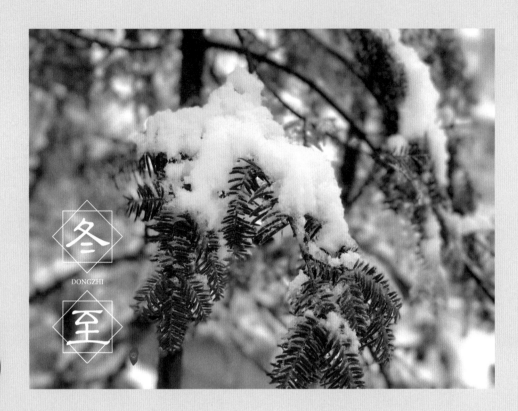

冬
DONGZHI
至

　　冬至为每年公历 12 月 22 日前后，太阳黄经为 270 度。冬至这一天，阳光几乎直射南回归线，北半球白昼最短，黑夜最长，开始进入数九寒天。而冬至以后，阳光直射位置逐渐向北移动，北半球白天就逐渐长了。

【冬至吃羊肉】

（1）羊肉并非人人适宜

羊肉既能御风寒，又可补身体，但并非人人适宜，如经常口舌糜烂、眼睛发红、口苦、烦躁、咽喉干痛、牙龈肿痛、腹泻者均忌吃羊肉。

（2）羊肉炖吃最营养

羊肉经过炖制以后，更加熟烂、鲜嫩，易于消化。如果在炖的时候加上合适的中药（甘草、当归、生姜、桂皮、八角等），更具进补功效。

（3）合理搭配防上火

羊肉性温热，常吃容易上火。因此，吃羊肉时要搭配凉性[1]和甘平性[2]的蔬菜，如冬瓜、丝瓜、菠菜、白菜、金针菇、蘑菇、冬笋等。

（4）吃羊肉时忌醋、茶

羊肉大热，醋性甘温，有开胃、活血、杀菌等作用，羊肉中含有蛋白质、糖类、维生素和多种有机酸，同食不仅会削弱羊肉的食疗作用，而且会对人体有害。另外，吃羊肉时或吃完羊肉马上饮茶，会减弱肠蠕动，减少大便中的水分，而引起便秘。

（5）羊肉虽好应适量

羊肉富含蛋白质和脂肪，但过多食用会影响肝脏的功能，从而加重肝病患者的病情。

【冬至食疗方：白萝卜炖羊肉】

• 材料：白萝卜200克，羊肉200克，葱、姜、花椒适量。

• 做法：羊肉切块于沸水中去血水后，于凉水中上锅煮，火开后关火，将羊肉捞出，冲掉血沫。葱切段，姜切片，与花椒、羊肉一起置锅中煮。白萝卜洗净切成块，放于锅中，盖上锅盖，武火煮至水开，换中文火煮1.5小时。

1）凉性：指具有清热、泻火、解毒等功能的食物。

2）甘平性：指具有缓和、滋补等功能的食物。

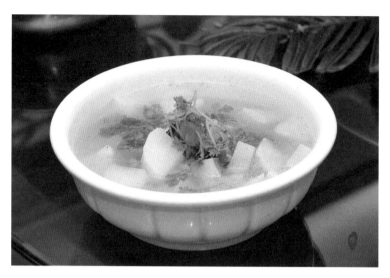

·白萝卜炖羊肉·

• 功效：温阳祛寒，补气益血。

• 适宜人群：腰膝酸软，形瘦怕冷，小便不畅，病后体虚、怕冷，产妇产后出血或腹痛者。

冬季

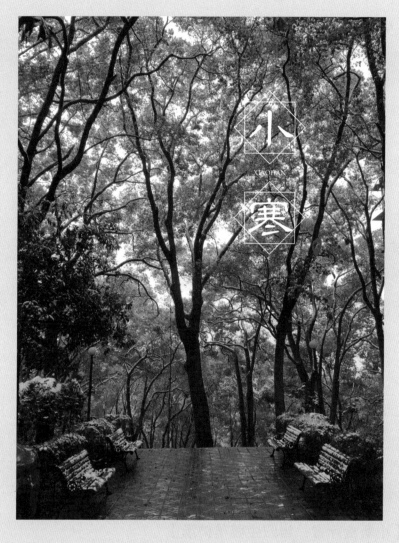

　　小寒为每年公历 1 月 6 日前后，太阳黄经为 285 度。小寒以后，气温急剧下降，冷气积久而寒，标志着一年中最寒冷的日子就要到来了。

【小寒养生做好"三防""四补"】

（1）"三防"

一防头颈寒：小寒时节，保暖是第一要务，尤其要注意头颈部保暖，外出记得穿高领衣服，戴围脖、帽子等保护头颈。

二防身受凉：腹部是连接身体上下的枢纽，人体身上很多重要的穴位都在腹部，如神阙、气海、关元等。腹部保暖除了平时要保证穿着外，也可两手搓热后进行按摩。

三防脚不暖：除了穿保暖的鞋子外，最好睡前用热水泡脚，然后用力揉搓脚心，促进血液循环。

（2）"四补"

一补气：易冒虚汗、易疲乏、身体虚弱者等人群宜用红参、红枣、白术、北芪、淮山、五味子等补气，泡水或炖肉食用均可。

二补血：头昏眼花、面色苍白等人群宜用当归、熟地、白芍和首乌等补血，泡水或炖肉食用均可。

三补阴：夜间汗多、手足心热等人群宜用冬虫夏草、白参、沙参、天冬、白木耳等补阴，泡水或炖肉食用均可。

四补阳：手足冰凉、腰酸怕冷等人群宜炖服核桃、栗子，或用韭菜、茴香等泡水或炖服均可。

【小寒食疗方：当归生姜羊肉汤】

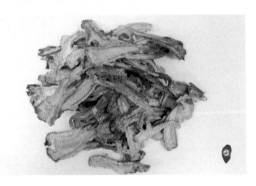

· 当归 ·

- 材料：当归 20 克，生姜 30 克，羊肉 500 克，黄酒、调料适量。

- 做法：将羊肉洗净，切为碎块，加入当归、生姜、黄酒及调料，炖煮 1 ~ 2 小时，食肉喝汤。

- 功效：健脾补血，祛寒强身。

- 适宜人群：腹胀冷痛，手足冰冷，体虚所致的月经不调、痛经，风湿关节炎，跌打损伤之机体疼痛不适，体虚怕冷者。

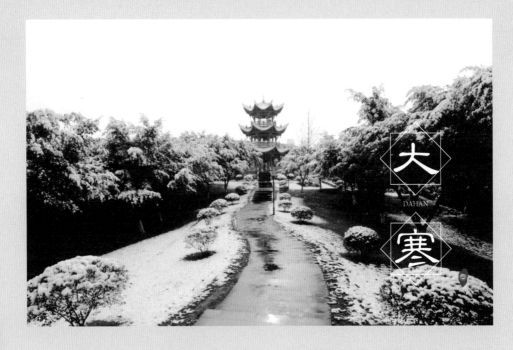

大　寒

DAHAN

　　大寒为每年公历 1 月 20 日前后，太阳黄经为 300 度。大寒是全年二十四节气中的最后一个节气，在我国常出现大范围降温、大风、雨雪的天气，呈现出冰天雪地、天寒地冻的严寒景象。

【大寒养生防三大系统疾病】

（1）心脑血管系统疾病

大寒是中风、心肌梗死等疾病的发病高峰期。冷空气会刺激人体毛细血管的收缩，血管阻力增大，导致血压升高，心脏负荷加重，容易诱发冠心病等。寒冷还会引起冠状动脉痉挛，影响心脏血液供应，诱发心肌梗死等，所以大寒要做好预防心脑血管疾病的工作。

首先要做好高血压、高血糖、高血脂、冠心病等原发病的治疗；其次要注意防寒保暖，适当加强体育锻炼以促进气血畅和；睡前可用热水或生姜、艾叶、花椒、当归等中药煮水泡脚，可起到驱寒散湿、活血通络的作用。另外，要注意及时发现预兆症状，如有不适立即就近就医。

（2）呼吸系统疾病

大寒节气是一年中最冷的时期，气候干燥寒冷，此时人体的免疫力也随之下降，感冒、咽炎、支气管炎、肺气肿等呼吸系统疾病高发，尤其是孩子和老年人应格外注意。

在寒冷的大寒节气要注意防寒保暖，尤其要重视对头颈部、胸腹部、腰背和四肢等容易受寒部位的保护。同时要适当进行体育锻炼以增强身体抵抗力，防止呼吸系统疾病发生。

（3）消化系统疾病

大寒节气，人体受寒冷刺激后血液中的组织胺增多，胃酸分泌旺盛，胃肠发生痉挛收缩，机体抗病能力及适应性也随之降低，故胃肠疾病易复发。同时因天气寒冷，人们多爱进补，大吃大喝也易伤了脾胃。

此时更应注意保养脾胃，防止消化系统疾病的发生。三餐定时，不暴饮暴食；慎进香辣、油炸肥腻食物；多食易消化的食物。同时要注意腹部保暖，可多做腹部按摩，必要时外敷热水袋或中药热敷包。

【大寒食疗方：黄芪枸杞炖童子鸡】

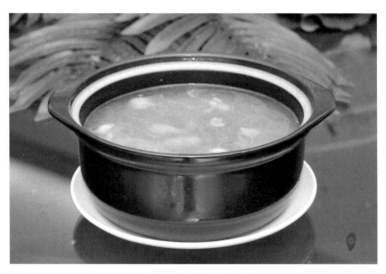

·黄芪枸杞炖童子鸡·

· 材料：童子鸡 1 只（约 500 克），黄芪 30 克，枸杞子 30 克，白术 10 克，盐适量。

· 做法：将童子鸡洗净，切成小块，加入黄芪、枸杞子、白术和盐，用文火慢炖 1 小时，食肉喝汤。

· 功效：调养脾胃，滋补肝肾。

· 适宜人群：腰膝酸软、潮热盗汗、眼睛干涩，或年老体虚、气虚怯冷者。

主要参考文献

董易奇.中华万年历.北京：中国工人出版社,2013.

郭长青.实用针灸经络穴位图谱.上海：上海科学技术出版社,2013.

高鹏翔.中医学.北京：人民卫生出版社,2013.

郭霞珍.中医基础理论.上海：上海科学技术出版社,2012.

钱超尘.伤寒杂病论版本通鉴.北京：北京科学技术出版社,2017.

曲黎敏.养生十二说.北京：中国对外翻译出版公司,2008.

孙广仁.中医基础理论.第二版.北京：中国中医药出版社,2007.

徐文兵.黄帝内经四季养生法.北京：中国中医药出版社,2009.

烟建华.难经理论与实践.北京：人民卫生出版社,2005.

正安棠.2018养生手账.北京：人民卫生出版社,2017.

张树生.神农本草经理论与实践.北京：人民卫生出版社,2010.